80代まで快適に生きるための
体と心のセルフケア入門

シニアライフを
元気で楽しく
過ごすヒント

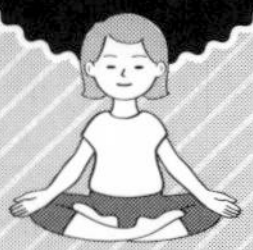

三浦真津美 著

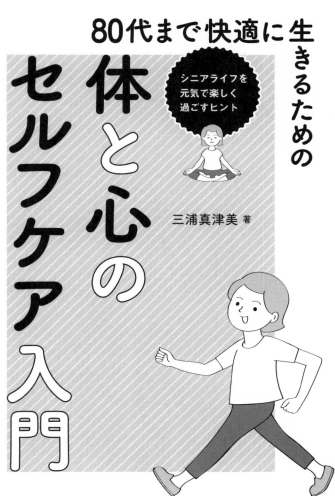

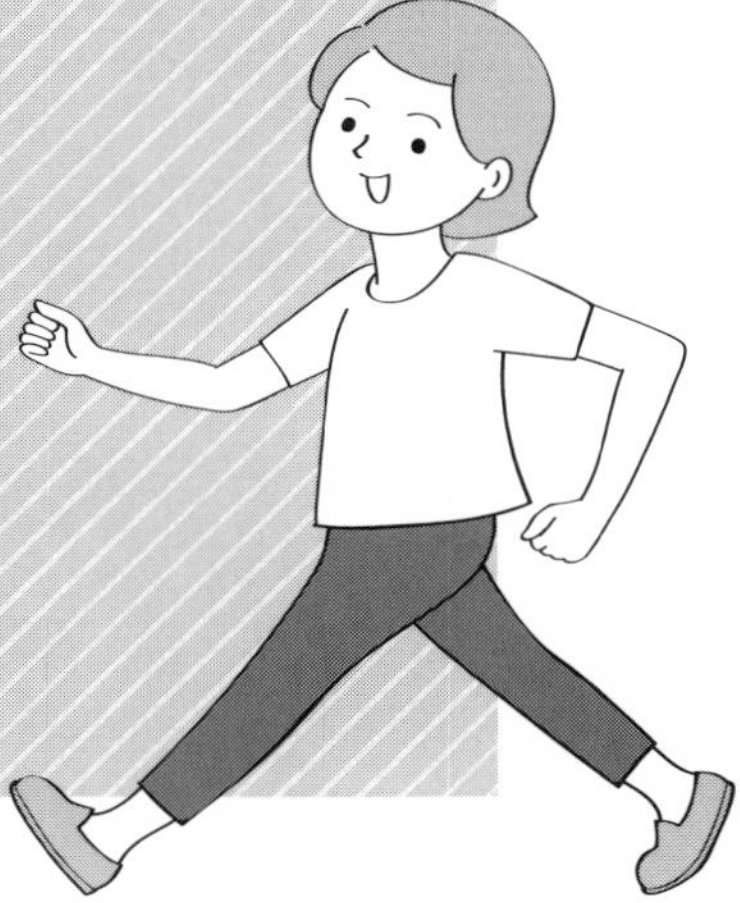

WAVE出版

はじめに

50歳を過ぎて新しいことを学びました。それは自分を大切にすること。軽い気持ちで始めたヨガで、自分と仲良くなる生き方を見つけました。別にこれまでも自分は大切でしたし、自分を嫌いではなかったけれど、どこかで自分はこうあらねば、こうあるべき…に縛られていたことに気づいたのです。年相応とか世間体とかに引きずられていました。そういった目に見えない枠から飛び出してみると、見える世界が広がりました。

同じように、周りの人に対しても自分の価値観という枠に入れようとして接している自分に気づき、そんな自分を手放しました。人は人で良しとして、自分が気持ちの良いと感じる過ごし方をするようになって、とても生きるのが楽になりました。

人生の折り返し点を過ぎると、金属疲労と同じように体も心も錆びついてしまうのは私だけではないでしょう。そこで少し立ち止まり、自分と仲良くする時間をとってみるのもいいですよ…という思いで、この本を書いています。

健やかに過ごせる日常が一番の幸せ

私がセルフケアに注目したのは、夫の両親と自分の父親の3名の介護と看取りを同時期に経験したことがきっかけです。比較的元気だった親たちでしたがQOL（クオリティオブライフ＝生活の質）が低下して、自由な活動に支障が出始めたのは75歳前後でしょうか。それぞれに疾患は異なりましたが、それなりに厳しい数年間の闘病を経て、最後の義父を看取ったとき、私は50歳を少し過ぎていました。

そこで我に返った私は、**「自分が元気でいられる時間には限りがある」**ことに気づいたのです。親たちの老いと向き合って何が大切かを考えたとき、お金や地位や名誉ではなく、贅沢な暮らしでもなく、人は心身ともに健やかに過ごせる日常が一番の幸せなのだと強く思いました。

厚生労働省発表の「主な年齢の平均寿命」（厚生労働省ＨＰより）で２０２１年の平均寿命を見ると男性は81・47歳、女性は87・57歳。一方、内閣府発表の２０２２年版『高齢社会白書』による健康寿命は、男性72・68歳、女性は75・38歳。差し引くと、不調のため不自由な生活で過ごす年数は男性が8・79年、女性は12・19年にもなります。

あくまで統計上の数字ですが、人生の折り返しを過ぎた私たちにとって重要なミッションが、健康寿命を延ばすことであることは明白ですね。

シニアのためのレッスンは元気の源

そのとき、私はすでに更年期に入っていました。少しガタがきている自分の体、当時抱えていたさまざまな困難をくぐり抜けた後の徒労感…。くたびれている自分を何とかしてくれる人なんかいません。自分の裁量で回復していくしかないと思いました。それが「セルフケア」への気づきです。いくつかの偶然が重なって出会ったのがヨガでした。今から15年以上も前のことです。

自分の心と体をメンテナンスすることの大切さに気づいた私は、ヨガの資格を取る学びの過程で元気を取り戻しました。そして9年ほど前からシニア世代の方々を対象に指導を始め、東京・目黒区の地元で活動しています。同じような年代の仲間だからこそ共有できるプラスαが、元気の源になっています。

シニアによるシニアのためのレッスンなので目的がはっきりしています。アクロバティックでカッコいいポーズやお洒落なウェアは必要ありません。健康寿命を延ばすセルフケアのためのヨガ。シニアに必要なことをあちこちで学び、自分で実践し、試してみて、安全で効果が期待できるものをレッスンに取り入れてきました。今では、筋力強化のためのエクササイズやバランスボール、ストレッチーズ（伸縮性の布を使ったエクササイズ）のクラスもあります。

セルフケアの軸は体の声に耳を傾けること

この本は、私が数年前に開設したＷｅｂサイトのブログを基にしています。ブログではシニアが知っておきたい体のための知識や栄養の話、生活習慣、ヨガマインド、ストレスマネージメントの話など…レッスン中だけでは十分に伝えることができない話題を、読者の方々のセルフケアの参考になればとの思いで綴っていました。

ですから、この本はヨガの教則本ではありません。どちらかといえば、ヨガ以外のセルフケアの本です。ただし、ヨガ的な心の在りようは、間違いなく私のセルフケアの軸になっています。ひと言でいうと、**体の声に耳を傾けること**のすすめ。自分の体を手がかりにして、主体的にものごとを考える精神活動が自分自身を解放するからです。

セルフケアで「生きる力」を培う

人は、自分の存在価値についてそれほど意識していないと、自分のお世話を二の次にしたり、人任せにしたりして、自分の外側にある価値観を優先します。そして、深刻なほどの問題が体や心に表れて初めて慌てる。しかしそのときには遅いこともあります。「心ここにあらず」で冷静になれず、本来は誰もが持っているはずの「生きる力」を発揮できなくなってしまうからです。

セルフケアとは、自分で心身をメンテナンスすることによって素の自分自身を知ること、自分を大切に思うこと。これまで意識してこなかった「自分」と「自分の心」「自分の体」との付き合い方を少し変えてみることでもあります。

別のいい方をすれば、見方を変え、ひとつの生命体としての自分を俯瞰的に観て愛おしむことです。その積み重ねによって、自分に対する信頼が回復し、主体的にケアをする習慣が自然に身につくようになります。

本書の使い方

基本的には、どこから読んでもＯＫです。どれも即効性のあるものではなく、ちょっとした意識の持ち方や行動を変えたりすることの積み重ねが習慣になって、初めて成果が感じられるものばかり。皆さんが自分仕様のセルフケアを考え、実践するきっかけ作りに本書が役立ってくれればうれしい限りです。

ヨガを始めたいと思っている方へ

ヨガはいつどこでもできるもの。マット以外は道具も必要ありません。初心者用の本やＤＶＤも簡単に手に入りますが、はじめの一歩は、ヨガ指導者のナビゲートによる対面でのレッスンがおすすめです。対面による参加が難しければ、オンラインでのレッスンでもいいでしょう。

大切なのは続けることですから、通うのにアクセスしやすく、自分の体調や目的に合ったレッスンが受けられるクラスを探してみましょう。

あまり体を動かしていない方や、何らかの不定愁訴があって体力に自信のない方は「年代特有の課題に配慮のあるクラス」から体験してみましょう。

たとえば「更年期の女性のためのヨガ」「シニアヨガ」といった年代別のレッスン名がついている、あるいは「リラックスヨガ」「ゆったりヨガ」など、内容がゆったり系とわかる名称がついているクラス。ヨーガ療法（ヨガセラピー）やシニアヨガの資格を持った講師が提供するクラスは、さらにおすすめ。

普通のヨガクラスでは、関節や筋肉に負担をかけるポーズを行って、ケガを誘発するリスクがあるからです。その場の雰囲気からついつい頑張り過ぎて、故障につながることは少なからずあります。中高年やシニア世代のヨガ初心者は、まずは硬くなった関節周りや筋肉をほぐすことから始めましょう。無理をしないで「少しだけ頑張る」を積み重ねる。ヨガは心の暴走を抑え、自分にとってちょうどいい感覚を探す練習でもあります。

3 >>> 背骨をねじるポーズ

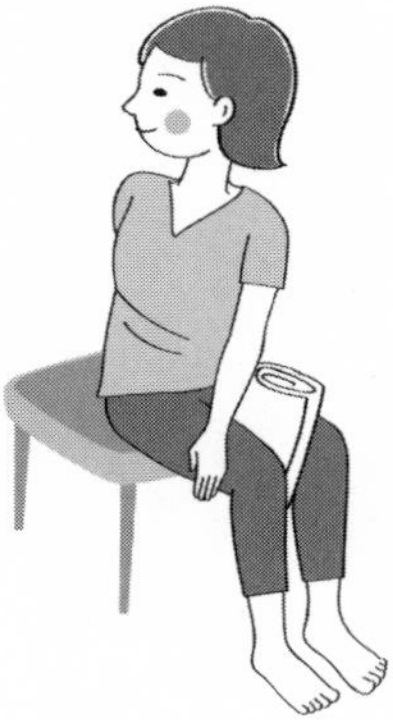

① 骨盤を立て背骨を伸ばしたまま、左手は右ひざの外側に、右手は後ろの座面に置く

② 吸う息で背骨を伸ばし、吐く息でゆっくりと上体を右にねじる。吸う息は背骨を上に引き上げ、吐く息でねじりを深める。3～5呼吸。このとき、タオルを挟んでいる両ひざは動かないように、背骨だけを回旋させる

③ 同じように、左側へも回旋する

4 >>> あお向けで胸を開くポーズ

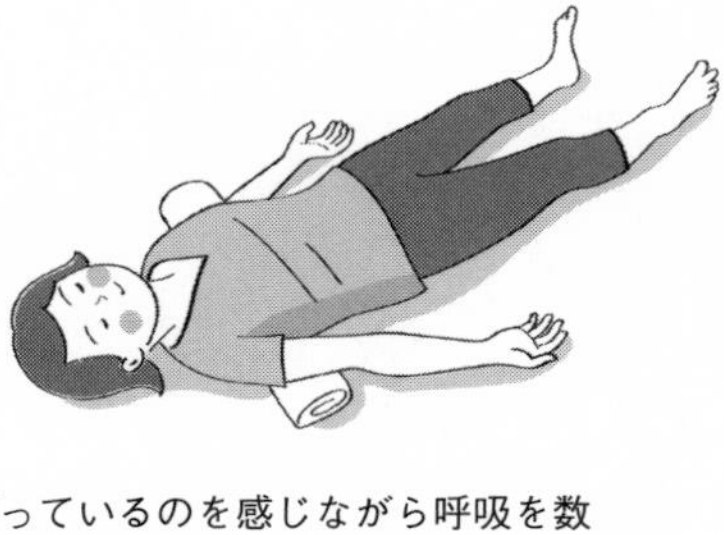

① 一辺が肩幅より広い長さでバスタオルを丸い筒状にする

② 背中の肩甲骨の下の部分にタオルが当たるように横に敷き、仰向けになる。足は腰幅、手は脇から少し離して、手の平は上に向ける

③ 両鎖骨が左右に開き、胸が広がっているのを感じながら呼吸を数呼吸流す

※もともと猫背気味の方はタオルを敷かないところから始め、徐々に小さな筒状のタオルを入れてもできるように調節を

これだけは毎日やりたい！

基本のエクササイズ

運動が苦手な方でも場所を選ばず、毎日できる10分エクササイズです。背中が丸くなりがちな姿勢をきれいに整えて、健康寿命を延ばす体づくりを目指しましょう！

準備するもの
- **椅子**
- **丸めたバスタオルまたは直径20㎝くらいの塩ビのボール**

1 ››› お腹を使って骨盤を立てる練習

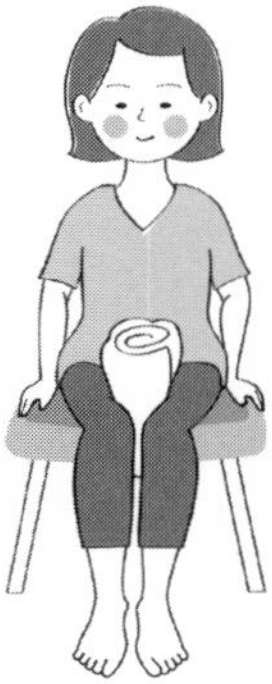

① 座面が硬めの椅子に浅く座り、太ももの間に丸めたバスタオルを挟む

② 背筋を伸ばし、息を吸い、吐く息でゆっくりと内ももでタオルをつぶす。内ももとお腹の奥の筋肉が使われ、骨盤が床と垂直になり、背骨も上に伸びていることを感じる。吐ききるようにして3～5呼吸

2 ››› 側屈で脇を伸ばすポーズ

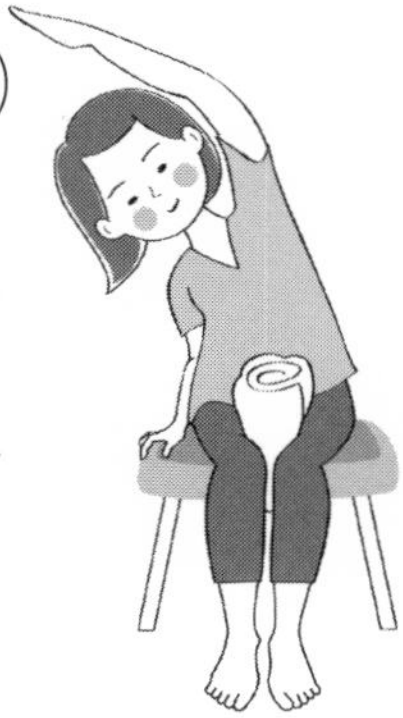

① タオルはそのまま軽く押して、挟んでおく。左手を横の座面につき、吸う息で右手を真上に上げて右脇を伸ばし、吐く息で上体を左に傾ける。右の座骨と右手を引っ張り合って、さらに右脇を伸ばし、そのまま3呼吸。右の肋骨を広げて、深く呼吸を入れるように

② 反対側も同じように

③ ①②を2～3セット

PART I

全身のセルフケア

ボディワーク――体の各部分を整えて快適な時間を増やそう

PART 2

足腰のセルフケア

足腰を鍛える——シニアは下半身の強化と調整を！

PART 3

心のセルフケア

心を落ち着かせる――ネガティブからポジティブに、不安を安心に

PART 4

心のセルフトリートメント

自分を大切に――心を楽しませる、自分を慈しむ

PART 5 脳のセルフケア
脳を労わり、刺激して活性化させよう！

PART 6

腸活＆骨活フード

食べて育てる！ 元気な腸と強い骨

PART

I

全身のセルフケア

ボディワーク——体の各部分を整えて快適な時間を増やそう

更年期、更年期後の体の変化とは

更年期障害、ロコモ、サルコペニア

年齢を重ねるほど避けては通れない体の衰えや心の蓄積疲労に対して、どう向き合えばよいでしょうか？

50歳を過ぎるころから、多くの女性はフィジカルとメンタルの両方の面で、少なからず変化が訪れます。症状は人それぞれですが、女性ホルモンが減少することによって起こるさまざまな不定愁訴、いわゆる**更年期障害**といわれる体調の変化が起こります。

その結果、程度の差こそあれ、筋肉が衰え、骨密度が低くなり、脂肪が増えて体が重くなり、背中や腰が丸くなって体型が大きく変化していきます。

シニア世代に入ると、衰えが加速することもあります。年齢を重ねることによって筋肉量が減少し、筋力が低下した状態が**サルコペニア**、筋力低下に加え、関節や脊椎などの病気を発症することで運動機能が低下し、生活に支障が出る状態のことを**ロコモティブシンドローム**といいます。

体の動きが不自由になったことの影響で、生活習慣病や認知機能の衰えといった問題を抱えることは珍しいことではありません。

さまざまな立場からのストレス

メンタルの面では、この時期の多くの女性は、子育てや介護など家族の世話役を担い、複雑な立場や役回りもこなしていて、大きなストレスを抱えてしまう場合が多いです。妻、母、娘、嫁、祖母、地域、仕事などの役割に追われ、自分のことを後回しにしてきた人も少なくありません。

こういったさまざまな立場からのストレス、体の変化に対する不安、さらには子どもが巣立った後の空虚感や夫との価値観のズレ、老いに対する不安など、自律神経の乱れと重なってメンタル面でのモヤモヤを抱えこんでしまうのも、この時期ならではの特徴です。

メンタル面が重なるとフレイルに

身体的な衰えに加え、メンタル面も弱っていることを表す言葉が**フレイル**です。身体的・精神的な機能が徐々に衰え、社会的にも孤立することで負のスパイラルに入り、脆弱になった状態のことです。

知りたくないようなネガティブなことばかり書きましたが、更年期以降の体の変化や心の変化を見ないようにしてやり過ごしたとしても、高齢になって遅かれ早かれ出会う現実です。

人生の後半になると誰の身にも起きうる現象に対して、2本の分かれ道があるとします。何もしない道を選ぶのか、それとも自分の心と体の変化に対して主体的に向き合い、人生の後半に向けて適切な生活改善や治療をする道を選ぶのかでは、たどり着く未来は大きく変わってくるのです。

あなたはどちらの道を選びますか？

この章では、加齢による体の衰えに対し、誰もが持っている自然治癒力に働きかけ、体を健やかに導く主体的な対処法について提案します。

日々のちょっとした努力の積み重ねによるセルフケアが、年老いてからのQOLに大きく左右します。ケアが必要だと気づいたときから始めても決して遅くはありません！

年を重ねることをネガティブにとらえてアンチエイジングに励むのではなく、自分自身を自然の流れに委ねる存在としてポジティブに受け入れ、エイジングケアの積み重ねを大切にしたいですね。

加齢による衰えや不調のポイント

いわゆる老化を自覚するのはどんなことからでしょうか？見た目でわかりやすいのは、目尻のしわやほうれい線、白髪が目立ってきたり、老眼になったり…。女性は更年期という体の面での大きな変化によって自覚するケースも多いでしょう。

比較的若い方々は、更年期さえ乗り越えれば、優雅な老後を楽しめるはず…と思っているかもしれません。ところが、「そんなに甘くはない」というのが、60代後半を過ぎた私の実感です。老化は目に見えない体のなかで、自覚のないところで進行し、後からドカンとやってきます。

私の場合は50歳を過ぎた頃、ひどい五十肩に悩まされたことが老化と向き合うきっかけになりました。その後すぐにヨガと出会ったので、比較的に早く老いの準備をしたつもりでも、現在は持病と向き合っています。

加齢によるさまざまな不調や疾患は、共通するところもありますが、遺伝的な体質やこれまでの生活習慣の違いもあり、どこに不調が出るかは本当に人それぞれなのです。

更年期障害による変化

日本の女性の平均的な閉経年齢は50歳くらいです。18歳から45歳までの成熟期の生殖機能としての役割を終え、閉経する前後の45歳から55歳の時期が更年期。ホルモンのバランスの乱れが主な原因となって、更年期には体や心にさまざまな症状が現れます。

この時期は、大脳の視床下部からの指令を受け、規則的に分泌されていたエストロゲン（女性ホルモン）が卵巣機能の低下によって分泌されにくくなります。そうすると、エストロゲンを分泌させようと、脳から卵胞刺激ホルモンが過剰に分泌されるため、さまざまな体と心の不調が起こります。

日常生活が困難になって治療が必要な状態を**更年期障害**といいます。

具体的な症状としては、ホットフラッシュ（のぼせ）、冷え、肩こり、腰痛、関節痛、頭痛、めまい、耳鳴り、頻尿、尿漏れ、不眠、イライラ、不安感、落ち込み、手足のしびれ、性交痛など。女性ホルモンの乱れは同じ脳の視床下部にある自律神経系の働きとも連動しているため、呼吸や血液循環、消化器系、排泄、心の安定など、体と心の健康には欠かせないさまざまな機能において不定愁訴を抱える女性は少なくありません。

身体的機能の衰えと心の危機

健康問題が発生する可能性は加齢に伴い増加します。体に変化が訪れるのは自然なことですが、早く来るか遅く来るかは、多くはライフスタイル、生活習慣、遺伝的な体質、病気がもたらす影響によっても異なります。一般的に、人に共通する身体的機能の衰えは以下のようなものです。

・エネルギーレベルの低下
・筋力の減少
・骨密度の減少
・関節のすべりが悪く、動かしにくくなり姿勢が乱れる
・ホルモン（内分泌系）の低下、各種感覚器官の鈍化
・同時に複数の仕事がこなせない、学習能力の衰え…などなど

心の危機「私の人生これでよかったのか？」

生理的な変調に加え、更年期を過ぎた女性は社会的にも大きな変化に直面します。これまでの人生の選択を振り返り、結婚や出産、仕事を続けるか辞めるか、働き方を変えるか、親の介護をどうするかなど、自分の生きてきた半生を問い直します。キャリアを持つ女性として、主婦として、母として、ひとりの女性として、これまで担ってきた役割を振り返り、「私の人生はこれでよかったのか」「自分の本当にやりたいことができたのか」「やり残したことはないか」をトータルに考えることで、心の危機を経験する人は少なくありません。

結婚生活が満足なら充実感や自己肯定感をもたらしますが、育児上の問題、あるいは不妊の悩み、配偶者への不満や別れ、親との問題、仕事の待遇や人間関係の不満など、誰もが何かしらの問題を抱えています。

こういったモヤモヤを抱えていると、次第に将来への不安が募り、体調の変化と重なって精神的に落ち込み、情緒が不安定になることもあります。

このような加齢による衰えや不調を改善したいと思ったら、セルフケアの意識を持つことが大切です。

定期的な健診を怠らないことや、どこか異常があれば医療機関にかかることもセルフケアの一環です。主体的に自分の体と心と向き合っていきましょう。

東洋的なボディワークはシニアに最適な健康法

この本で伝えたいメッセージのひとつは、中高年になったからこそ「運動の習慣を身につけましょう！」ということです。若い頃から続けているスポーツがあれば、それを続けるも良し。「楽しい」と思えるものが一番で、仲間と一緒なら、なおさらいいでしょう。

やりたいスポーツが見つからない場合や、安全性と心の安定に重きを置いて選ぶなら、私は東洋的なマインドのボディワークをおすすめします。具体的には、ヨガ、太極拳、気功などです。

これらのボディワークが中医学やアーユルヴェーダなど東洋の考え方がベースにあることを前提にして、この先は主にヨガを中心にお話しします。

安全に自律神経を整えてくれる

東洋発祥の健康法の多くは、瞬発的に動く動作ではなく、ゆっくりと動き、その動きに意識を向けながら「気」を流します。

一度ラジオ体操の一部をスローモーションでやってみてください。ゆっくりとした動きは体幹を安定させなくてはできないので、運動としても楽ではないことがわかります。呼吸と体の動きの連動が交感神経も副交感神経も引き上げて、自律神経のバランスを整えてくれます。

真の健康とは？

世界保健機構（WHO）による健康に対する定義では、「健康とは肉体に病気がない状態をいうのではなく、肉体的、精神的、社会的、宗教的に健やかな状態である」とあります。真の健康とは、単に肉体の健康だけでなく、肉体を支える精神も健全で、交流のあるコミュニティ社会でも安心感があり、そして宗教的というのはスピリチュアルに健やかという意味で、自分がなぜに今ここに存在しているのかという出自を知っているということ。**自分の存在価値を認められる心の健全**さは、私たちにとってはなくてはならないものなのです。

ヨガとスポーツの相違点・共通点

ヨガとスポーツにはさまざまな違いがありますが、最も大きな違いは、人と競い、人にパフォーマンスを見せることが醍醐味であるスポーツに対し、ヨガは人と比べず、誰かに見せるためにやるものではないということ。自分の心と体の調和や安定のために行う健康法です。

ヨガをしていると、人のカッコいいポーズと自分を比べてしまい、できない自分に恥ずかしさや悔しさのような感情が芽生えることがあります。反対に、練習してポーズができるようになると、人に見せて褒められたい、自慢したいという気持ちになります。

私たちは競争社会のなかで評価されながら生活しているので、ある意味それは自然な感情です。達成感が自信につながることもあります。

一方で、そういった「できる―できない」、「カッコいい―カッコ悪い」といった外側にある価値基準をともなう評価に疲れることもあります。

ヨガは、こういった外側の価値観と少し距離を置いて、別の見方から本当の自分の在りようを探していくことの大切さも学びます。おそらく、それは東洋のボディワークに共通する部分だと思います。

ヨガも含めた東洋のボディワークがスポーツと重なる要素は、体を動かすというアプローチが同じということ。異なる要素は、東洋発祥のヨガは自分の内側の状態に意識を向けることを大切にする点です。その結果としてもたらされるのが**セルフヒーリング―癒しの効果**なのです。

自律神経を整える

ヨガを学ぶほどに、自律神経を整えることが心身の健康のためにいかに大切かを痛感します。しかし「自律神経って何？」と問われて、きちんと説明できる人はそれほど多くはいないかもしれません。

神経について知ろう

神経は大きく分けると**中枢神経**と**末梢神経**に分かれます。

中枢神経は脳から腰まで伸びる脊髄の総称です。この中枢神経から、体の末端まで張り巡らされている神経が**末梢神経**。

末梢神経は、さらに2つに分けられます。**体性神経**と**自律神経**です。痛いとか熱いとかの感覚を脳に伝える**知覚神経**と、手足とかを動かす指令を脳から伝える**運動神経**の2つが**体性神経**。

一方の**自律神経**は無意識に働いていて、私たちの意思で操作することのできない神経なのです。

自律神経とホメオスタシス

たとえば、暖かい部屋から寒い戸外に出たとき、体はブルブルっと震えませんか？　体を震わせることで体温の低下を防いでいます。逆に、涼しい所から暑い所に出ると汗をかきます。これは、汗をかくことで体の熱を体外に逃して、体温が上がり過ぎないように調節しているのです。

私たちの体は刺激が加わると、その刺激に適応しようとして、体内のバランスを一定に保とうとします。このように、自分の意思とは関係なく、体内の環境を自動的にコントロールしてくれるのが**自律神経**です。

そして、自律神経の最も大事な働きが**ホメオスタシス（生体恒常性）**です。ストレスへこんだボールは時間がたてば元に戻るように、私たちの体には、ストレスを受けて体調を崩しても、健康な状態に戻ろうとする働きがあります。体温調節のほかにも、血液の循環、心臓の拍動、呼吸、消化吸収、整腸、排せつ、免疫、代謝、内分泌などのシステムは、すべて恒常性を維持するための仕組みであり、その調節には自律神経が深く関わっています。

ところが、ストレスが強すぎたり、長くさらされたりすると、ホメオスタシスが正常に働かなくなってしまいます。現代人にめまいや頭痛、肩こり、冷え、イライラ、集中力の低下などが多いのは、この仕組みに乱れが生じるためです。

交感神経と副交感神経

自律神経は、**交感神経**と**副交感神経**という相反する働きによってコントロールされています。この2つの働きのバランスが崩れてしまっていることが、ホメオスタシスの乱れの原因です。

わかりやすく車の機能に例えると、アクセルが交感神経、ブレーキが副交感神経に当たります。

運動や仕事をしたりして活動が活発になると交感神経が優位に働くので、これがアクセル。くつろいでいるときや眠っているときにはリラックスモードになり副交感神経が働くので、これがブレーキの役割を担います。

車を安全に運転するためには両方の機能がきちんと働くことが必要なように、私たちの体も交感神経と副交感神経の両方が、バランスよく働くことが大切です。

心身の健康にとって大切なのは、どちらかが極端に高いのではなく、どちらも同じように高めの状態のなかでバランスを保つこと。

しかしながら、常に緊張感を強いられる現代人の生活は、交感神経が過剰に優位になり、副交感神経が働きにくくなる傾向があります。

呼吸で自律神経を整える

スポーツ選手が勝敗を決める重要な場面や、演技を行う直前に大きく深呼吸しているのをよく目にします。深い呼吸は、誰もが場所や時間を選ばずに副交感神経を優位にできる最も即効性のある方法です。

呼吸は生命活動を維持するために無意識に働く自律神経のひとつ。この呼吸を意識的に深くすることで、私たちの体には副交感神経を優位にして気持ちを落ち着かせ、緊張をゆるめる回復力が備わっています。自律神経の働きのなかで、唯一意思によってコントロールできるのが呼吸の働きなのです。

気持ちが落ち着かないときは、簡単な呼吸法で自分の内側にある安全基地に戻りましょう。安全基地とは、体の内側が静まるように感じられる場所です。

簡単にできる呼吸法

❶座りやすい座り方で床か椅子に楽に座る

背骨をスッと伸ばして、肩の力を抜き、瞼を閉じるか半眼でも。

❷呼吸に意識を向けて、吸う息は鼻で、吐く息は鼻もしくは口から吐く

❸少しずつ呼吸を深めていき、お腹が風船のようにふくらむのを感じる

吐く息では軽く腹圧をかけて、ふくらんだ風船がちぢむのを感じます。

❹呼吸に慣れてきたら、吸う息１に対して吐く息２の割合で数える

カウントで3対6、あるいは4対8。苦しければ、カウントを途中で変えてもOK。吐く息を長くしましょう。

始めは3分から、慣れてきたら時間を伸ばしてみます。ゆったりとした深い呼吸を流した後、体の内側に何となくほっこりした感覚が感じられる場所…そこが、そのときのあなたの安全基地です。

緊張と弛緩で自律神経が整う

緊張が強くて体がカチコチになっている人や、ストレスフルな状態にいる人に「体をゆるめましょう」と言葉でいっても、すぐにゆるめることはできません。

体をゆるめるという作業はそんなに簡単なことではないのです。


緊張が常態化すると、「ゆるめる」という感覚すらわからなくなっている場合もあります。


そんなときは**緊張と弛緩**で解決。

まずは意図的に体を緊張させましょう。その後、一気に脱力させることで、体の力を驚くほど楽に抜くことができます。

ヨガで自律神経が整うのはこの仕組みを使うから。

5

両手をグーで握りしめ、腕全体に力を入れたまま２～３センチ床から上げる

6

後頭部で床を押し、首の後ろ側を緊張させる

7

口を閉じ、瞼を閉じたまま、顔全体に力を入れて顔をクシャッとさせる

8

これで体全体がリラックスした（心のなかでこのフレーズを何度か繰り返す）

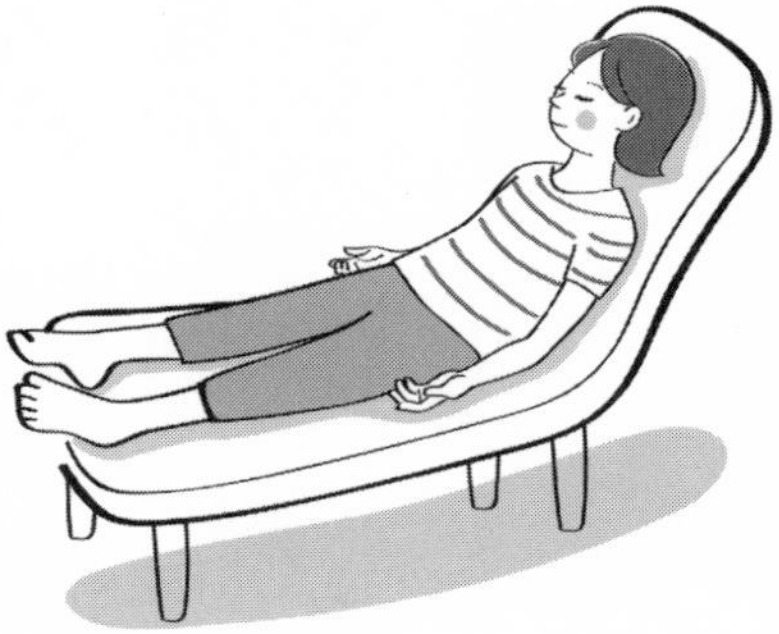

● ソファに座り、体を背もたれに委ねる姿勢でも

力を抜いたとき、抜けた部分にじわじわと血流が流れる感覚、温かくなった感覚、大地に体を委ねる感覚を味わうことで、緊張がほどけ、リラックスできた自分を味わいます。

心地よい呼吸を続けながら、ゆるんだ体の感覚を感じましょう（５～10分）。

緊張と弛緩でリラックス

大地に身をゆだね、「力を入れる→力を抜く」作業を繰り返します。次第に体が軽くなったように感じたら、それがリラックスした状態。体が大地に沈んでいくような感覚を味わいます。

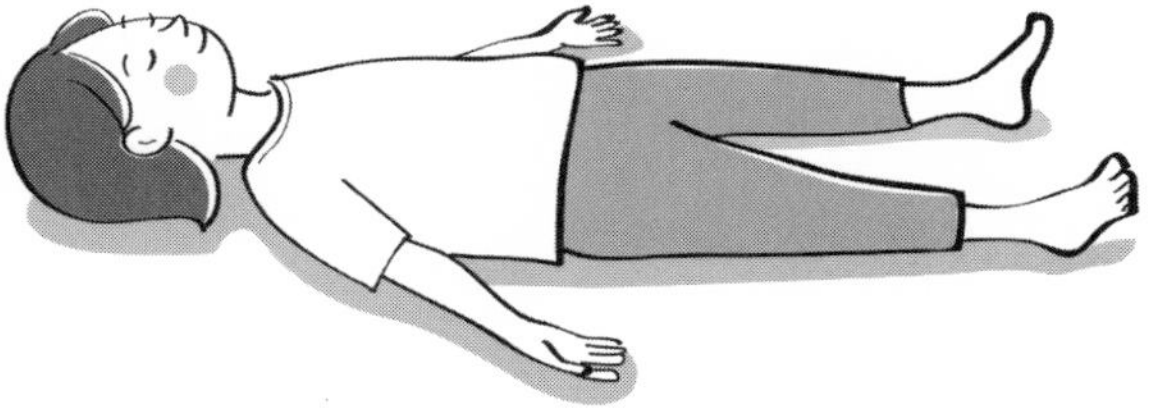

1

仰向けに横になる。足は腰幅に開き、腕は脇から少し離して手の平は上に向ける。呼吸は自然呼吸で楽に流す

2

両足に意識を向ける。かかとで床を押し、脚全体に力を入れ（5～7秒）吐く息で力を抜く（以下、③以降⑦までこれを繰り返す）

3

お尻に意識を向ける。お尻に力を入れて硬くする

4

お腹に意識を向ける。お腹をへこまして薄くする

さまざまなポーズで各部分の筋肉を伸ばしたり、ちぢめたりした後、ポーズをほどいて体を解放させ、ゆるんでいく体のなかの感覚と感情を味わいます。セルフでやっても十分に効果があります。ぜひ会得してお試しください。

筋肉は裏切らない
——筋トレのすすめ

私がヨガや各種エクササイズを提供する活動を続けるのは、心身ともに健康であることが一番の幸せだと思うから。健康が当たり前でないことに気づいたからこそ、健康寿命をいかに長くするかを課題に、自分を実験台にして試行錯誤しています。

セルフケアを考えるうえで特に重きを置いているのは、加齢による**筋力と骨密度の低下の問題**と、**関節の動きが悪くなる問題**です。これらのリスクを減らすことが、体の動きを良くするだけでなく、脳の活性化や生活習慣病の予防、メンタルを健やかに保つことなどにもつながることがわかってきたからです。

そのカギを握るのが運動習慣。努力次第でいくつになっても効果が現れるのが筋力の強化です。筋肉だけはいくつになっても裏切りません。

筋トレのターゲットは体幹と下半身

強化のターゲットは、**体幹部分と全体の70%を占める下半身の筋肉**です。

❶**体幹**…広い意味では胴体のこと。狭い意味ではインナーユニットといって下腹部の奥にある筋肉群のこと。上は横隔膜、下は骨盤底筋群、前部は腹横筋、背部は多裂筋

❷**お尻の筋肉**…外側から大殿筋、中殿筋、小殿筋

❸**太ももの筋肉**…大腿四頭筋（前側の筋肉）、ハムストリングス（後ろ側の筋肉）、内転筋群（内側の筋肉）

❹**ふくらはぎの筋肉**…第2の心臓といわれ、下半身の血流を上へ押し上げるポンプ機能を担っている

※p46・47の骨盤底筋を強化するためのエクササイズは、自宅で安全にできる体幹の筋トレでもあります。ぜひお試しください。

加齢に伴う尿もれ、頻尿問題

尿もれは20代以上の各世代の女性の半分以上が経験あり、そのうちの6割の女性が誰にも相談していないことがわかっています（P&Gジャパン「UI（尿もれ）実態大規模調査2019年」）。

男性の尿道は、長さが20センチもあり、出口は前立腺で囲まれてL字型に曲がっているのに対し、女性の尿道は4センチしかなく、まっすぐ外に向かっています。もともと女性は尿道が短く、もれやすい構造。恥ずかしいことではなく、当たり前のこととして前向きに対処することが大切です。

頻尿で悩んでいる人もいます。一般的な頻尿の定義は、朝起きてから就寝までの排尿回数が8回以上、夜間1回以上からをいいます。

何らかの原因で膀胱が過敏になり、尿意が頻繁に起こることが尿もれにつながります。一度尿失禁すると、早め早めにトイレに行くようになるからです。これが続くと、尿量が少したまっただけで尿意を感じ、排尿回数が増えてしまう。これが**頻尿**です。

また、夜間頻尿の原因の約4分の3は、腎臓の機能の衰えによるものです。もうひとつの原因は、足のむくみ。下肢にたまった水分が、夜間に尿として膀胱にたまり、夜中に目が覚めてしまいます。

骨盤底筋群の「締める力」が弱まる

尿もれ、頻尿問題の対処法や予防法は地道なセルフケアが必須です。

女性に最も多い腹圧性尿失禁は、自分の意思で動かせる外尿道括約筋と骨盤底筋群の連携による「締める力」が弱まることによって起こります。

直腸、子宮、膀胱のそれぞれの出口である肛門、膣、尿道を薄いハンモック

骨盤の底にある骨盤底筋

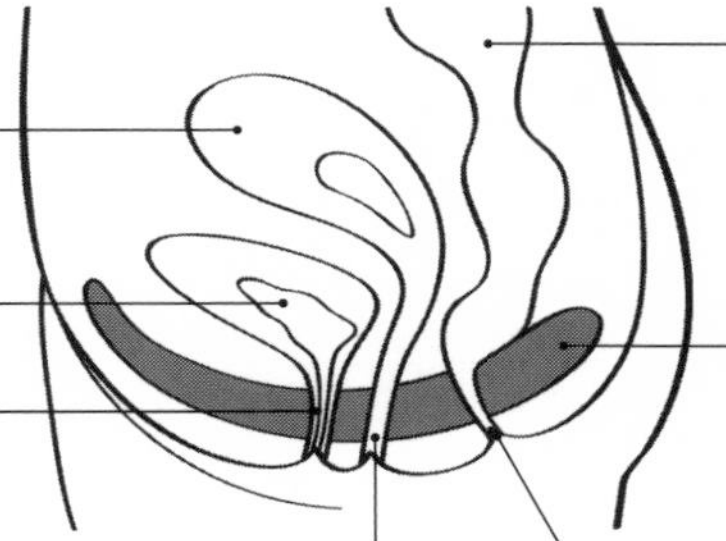

状の筋肉群で下から支えているのが**骨盤底筋群**。

骨盤底筋群は骨格筋なので、本来は自分で収縮することができる筋肉です。

弱りやすい骨盤底筋を引き締めるトレーニングを継続することで、尿失禁の多くは改善が見られます。しかも、体幹の筋肉でもあるため、骨盤底筋のセルフメンテナンスは骨盤内で起こるさまざまな不調も改善してくれます。

間接的なトレーニング

つながりのある大きな筋肉を使う

骨盤底筋は羽根つきナプキンと同じくらいの広さしかなく、厚みは6~9ミリ。コントロールできているかわかりにくいとういう難点が。そのため、内転筋群（太もも内側）や腹横筋（お腹の奥にある筋肉）、お尻の筋肉など、つながっている周りの大きな筋肉を動かすことによって、一緒に骨盤底筋も収縮させるというやり方があります。

● 間接的なトレーニング

>>> 脚を開いて行うワイドスクワット

吐く息で内ももとお尻の穴を締めるような意識でゆっくり行う。5 〜 10回

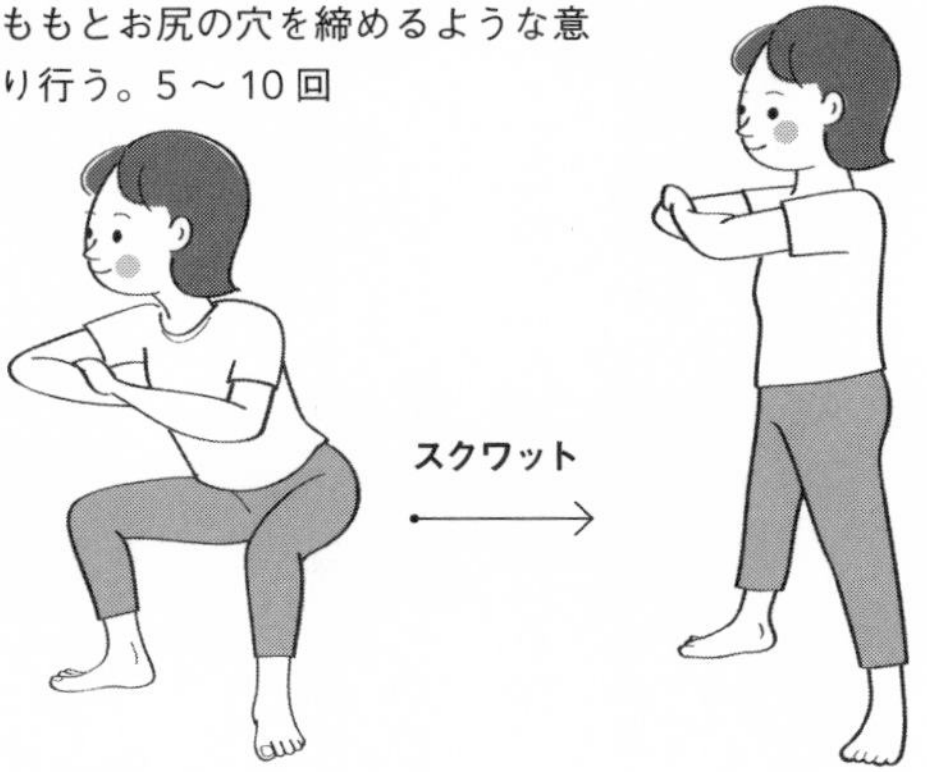

>>> ショルダーブリッジ

太ももの間にボールやたたんだバスタオルなどを挟み、挟んだものを吐く息でつぶして筋肉を収縮させる。それによって骨盤底筋も収縮して引き上がる。5 〜 10回

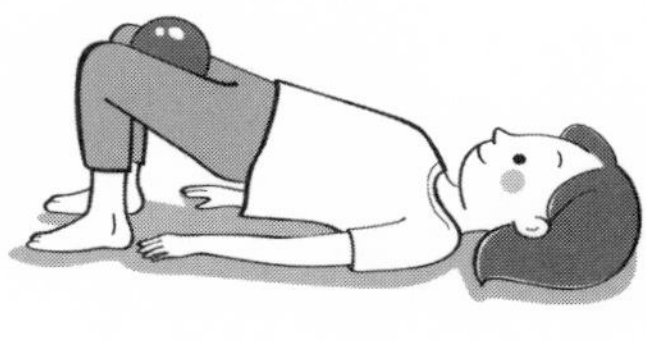

自分でできる骨盤底筋トレーニング

骨盤底筋の強化対策には直接的と間接的の２つのトレーニングがあります。

直接的なトレーニング

骨盤底筋体操

最初は仰向けの姿勢で、慣れてきたら、椅子に座ったり、立った姿勢でやっても。きついジーンズのファスナーを下から引き上げるようなイメージ。

1

仰向けに寝た状態で足を腰幅に開いてひざを立てる。リラックスした状態で全身の力を抜く

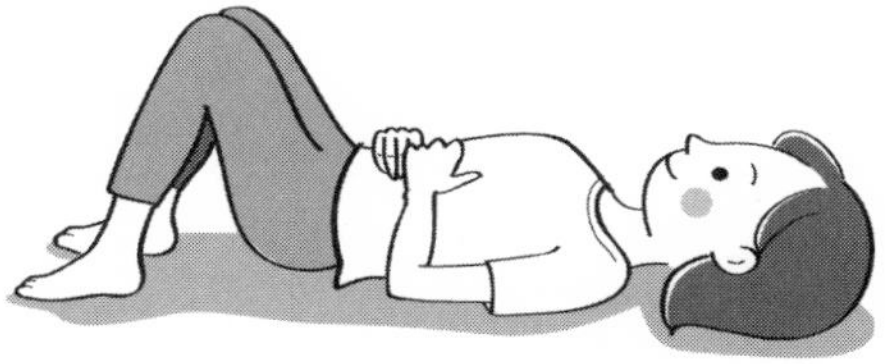

2

お腹に手を当て、肛門と膣、おしっこを我慢しているようなイメージで尿道を締め、体のなかに引き上げるように締めた状態で10秒間キープ。キープ後は10秒ほどリラックスする。これを1セットにして10回

3

②と同様に、今度は速いテンポで「キュッパッ、キュッパッ」と肛門、膣、尿道を締める。10回繰り返す

骨活で骨粗しょう症を防ごう！

50歳を過ぎたら骨粗しょう症予備軍!?

まず、以下のA~Eの質問で当てはまるものに○をつけてみましょう。

- □A　50歳を過ぎていて、すでに閉経している（男性─70歳を過ぎている）
- □B　ここ1~2年で身長が3センチ以上縮んだ
- □C　最近、背中が丸くなってきた
- □D　親や祖父母、親戚の中で、高齢になって背中が丸くなった人、腰が曲がってしまった人が数人いる
- □E　ちょっとしたことで骨折したことがある
- □F　立ち上がるとき、寝返りを打つときに背中や腰に痛みがある

□G　**糖尿病、肝臓の病気、慢性腎臓病、関節リウマチなどの持病がある**

□H　**たばこをよく吸う**

□I　**お酒をたくさん飲むほうだ**

□J　**若い時によくダイエットをした**

最初のA、B、Cを含めて複数の項目に○をつけた方は、骨粗しょう症になっている可能性あり（ちなみに、私はAとD、E、Iの4つに丸。すでに骨粗しょう症です）。早めに整形外科や内科、骨粗しょう症専門の医療機関を受診しましょう。いずれにせよ、一度骨密度を測ってもらうことをおすすめします。

骨粗しょう症が厄介なのは、症状が進んでいても自覚がないところです。

骨粗しょう症が起きるメカニズムとは

骨の強さは、「骨密度70％」＋「骨質30％」で決まります。

骨密度とは、骨を形成するカルシウムやマグネシウムなどのミネラルがどれぐらい含まれているかの指標。**骨質**は、骨の構造や新陳代謝、骨に含まれるコラーゲンやたんぱく質といった成分などが関係しています。

そして、骨は毎日、新陳代謝し続けています（**骨代謝**）。古くなった骨は破骨細胞によって壊され（**骨吸収**）、骨芽細胞は壊した部分に新しい骨を作ります（**骨形成**）。加齢によって、このバランスが崩れ、骨を壊す働きが骨を作る働きを上回ることで骨粗しょう症が発症します。骨粗しょう症が進行すると背骨の圧迫骨折のリスクが高まります。ちょっとした拍子に尻もちをついたり、重い物を持ったりしたとき、あるいはくしゃみや深い咳でも起こります。

生活習慣に骨粗しょう症対策を

私たちの体は全部で２０６本の骨で成り立っています。１本の骨が新陳代謝で入れ替わるには３～４か月かかり、全身の骨が入れ替わるのには、約３～５年かかるといわれています。日々の食事と運動、骨を刺激する習慣の積み重ねで、骨代謝を促すことができます。コツは、日頃の生活習慣に組み込んで、その活動をルーティンにすること。食事については「これだけは覚えたい！ 骨活に必要な栄養素」（p179）でお話しします。

鎌田式かかと落とし体操

医師の鎌田實先生が実践している骨粗しょう症予防の体操です。

椅子の背や台、壁などにつかまり、背すじを伸ばして立ち、つま先を上げてから、次にかかとを上げて2～3秒キープ。その後かかとを床

骨がつくられるしくみ

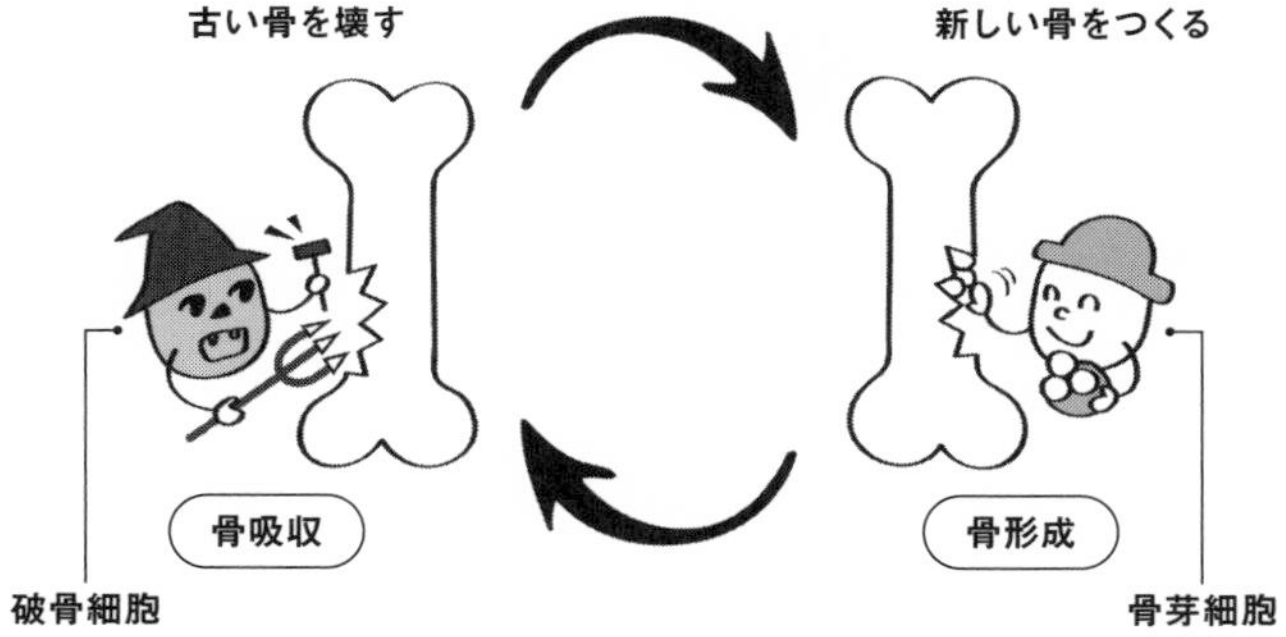

にストンと重心をかけながら落とします。骨は軽い衝撃を受けると骨代謝が促され、強くなることがわかっています。同時に、この運動は「第2の心臓」といわれるふくらはぎの筋肉も強化されます。回数は1日30回程度を目安に。

簡単なバランス立ちポーズ

1本足で体重を支えることで、骨折リスクの高い大腿骨を強くすることができます。

背すじを伸ばし、まっすぐ立って、重心を片足に移し、数センチ足を床

鎌田式かかと落とし体操

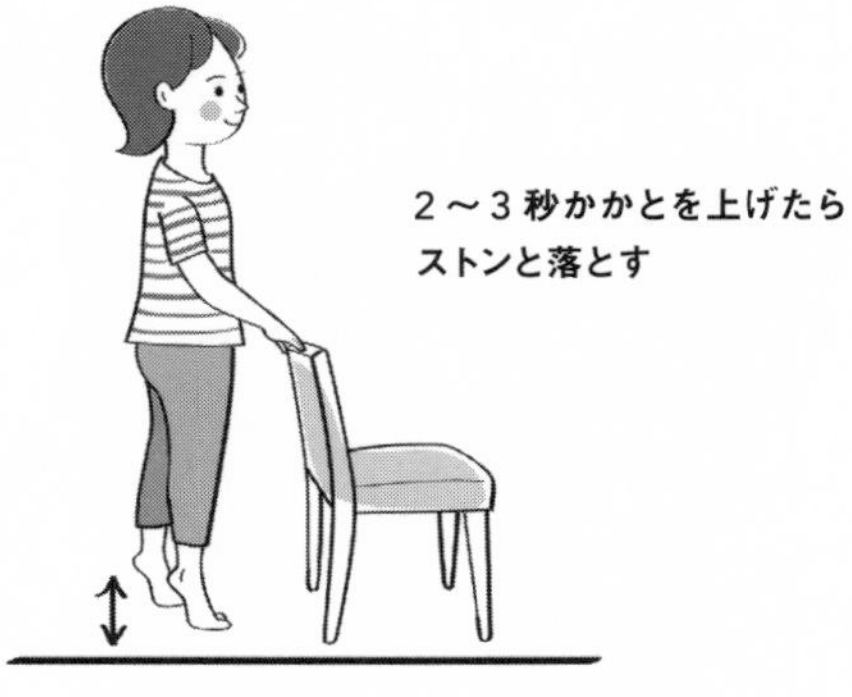

から離します。必ず左右両方行います。揺れてバランスを崩してもＯＫ。揺れながらも１分間くらい踏ん張ることが大切です。

日光浴

ビタミンＤは、カルシウムの吸収をよくする働きがあり、骨を作るために欠かせない成分。食事から摂ることもできますが「サンシャインビタミン」ともいわれるように、人間の体は日光を浴びることでビタミンＤを作り出すことができます。（詳しくはｐ55参照）。

簡単なバランス立ちポーズ

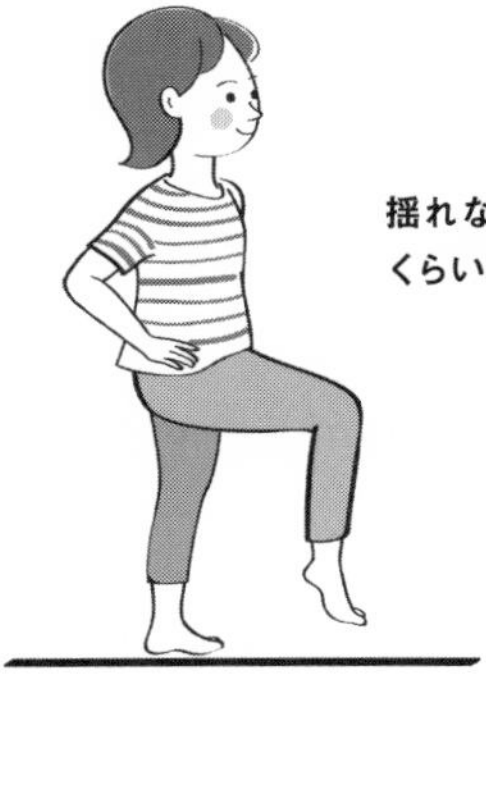

揺れながらも１分間
くらい踏ん張る

質の良い睡眠は朝の習慣で変わる！

私たちの体には、１日周期でリズムを刻む「体内時計」が備わっています。意識しなくても日中は活動状態になり、夜間は休息状態に切り替わります。しかし、加齢やストレス、運動不足などが原因で体内時計の調節機能が弱まると、睡眠障害が引き起こされます。

自分でできる対策としては、１日周期でリズムを刻む体内時計をリセットすることです。

朝日で生じたセロトニンは、夜メラトニンに

気分を安定させる内分泌ホルモン、セロトニンには、体内時計や睡眠を調整する機能が備わっています。

私たちの体は、日光を浴びることでセロトニンが作られ、だいたい起床後14〜16時間後の夜になると、セロトニンを使ってメラトニンが作られます。メラトニンは別名**睡眠ホルモン**といわれ、覚醒と睡眠のバランスを整え、自然に深い眠りへと促す効果があります。

朝、窓を開けて太陽光を浴びたり、陽の当たる道を15〜20分散歩したりすることで、体内時計がリセット。夜になると質の良い睡眠が得られ、寝ている間に心身の疲労が回復します。

また、睡眠中には、日光浴によって取り込んだビタミンDを使って、骨形成が進みます。

紫外線を長時間浴びることは避けたいですが、日光浴は手の平や足だけでも効果があるそうなので、着るものやバスタオルを使って隠すところと浴びるところを調整してみてはいかがでしょう。

体に滞っている水分を排出しよう

私のヨガクラスでは中医学やリフレクソロジーなどの知恵を取り入れて、体に滞っている水分の排出を促すヨガやマッサージをすることも。

ポイントは、つまりを防ぎ、血流やリンパの流れを促して代謝を良くしてあげることです。

ツボ押し　湧泉と三陰交

湧泉…下半身の疲労回復効果と、全身のめぐりも良くするツボ。足指をグーでギュッとちぢめたときにできる足裏真ん中のくぼみ部分を親指のはら、もしくは人差し指の関節でやや強く10～15秒押す

三陰交…内くるぶしの高い所から指４本分の内側の脛骨のきわの部分にあるツ

ボ。冷えやむくみ、女性の諸症状、便秘によく効く

足裏の反射区…腎臓から尿管・膀胱へマッサージ

反射区は、体の器官や内臓につながっているといわれる足裏や手裏にある末梢神経が集まった場所のこと。p58の図は腎臓から尿管・膀胱の反射区。人差し指の関節を折り曲げた山の部分で強く押しながら滑らせ、10回刺激する。

リンパ節のマッサージ

リンパ節は免疫機能の関所のような働きをしており、大きなリンパ節は老廃物が滞りやすいもの。下半身でむくみやすい**ひざ裏**と**そけい部**は手指や手のグーでもみほぐす。上半身は、鎖骨の部分を人差し指と中指で軽く挟み、中心から外側へ向けて左右に小刻みに揺らしながらマッサージ。**わきの下**は4本指で軽くもみほぐす。

足のツボと反射区

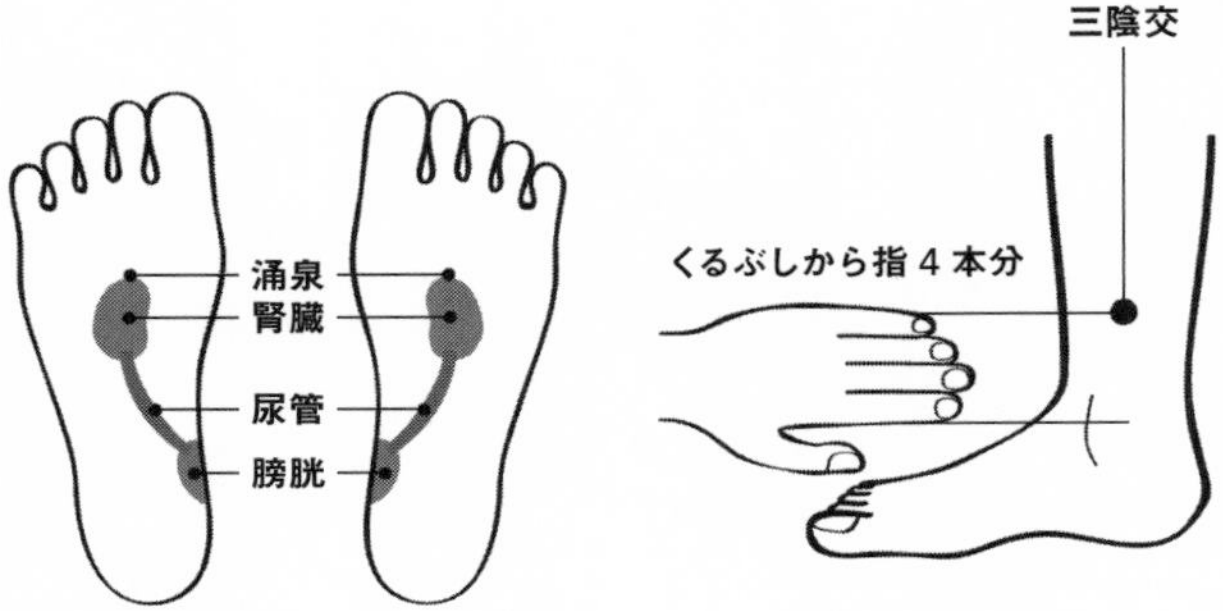

水分排出のためにマッサージしたいリンパ節

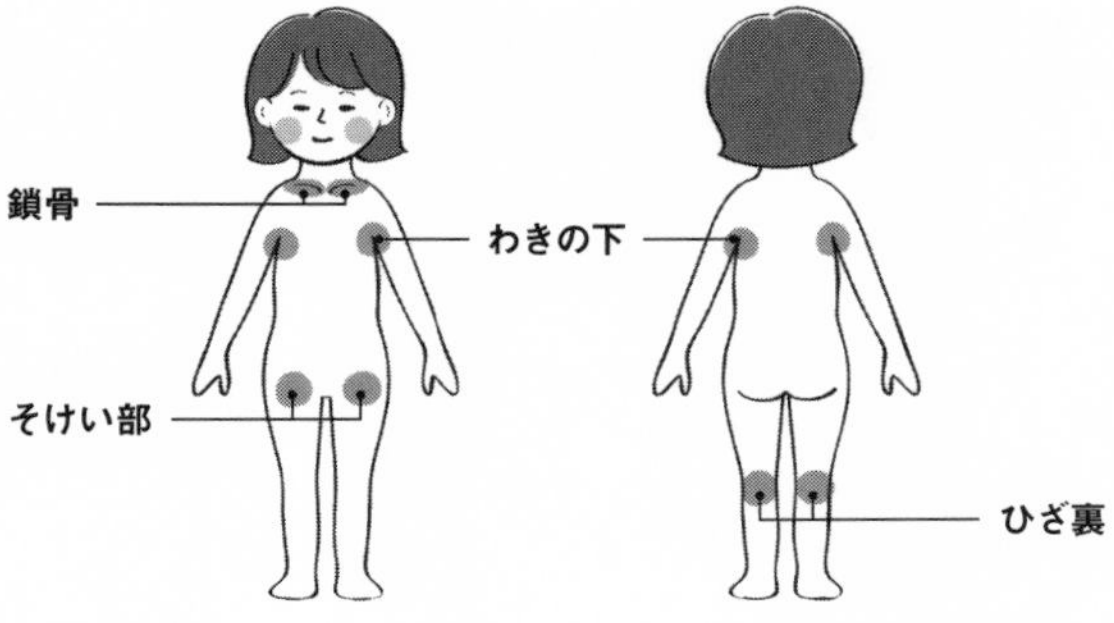

すき間時間にもセルフケアを

日々忙しい生活に追われていると、自律神経のバランスが乱れます。少しの時間でいいので、「ほっとする感覚」を味わう機会を作りましょう。

意識しやすいのはお風呂のなか。血流を促し、新陳代謝を活発にする**温熱効果**と、血液やリンパの流れを良くする**水圧効果**、体重を支えている筋肉や関節を休めて体の緊張をほぐす**浮力効果**があるからです。

お湯につかり、目を閉じて体の奥に意識を向けると、お湯の温かさが皮膚から体の芯に向かってじんわりとしみ込む感覚が味わえます。

バスタイムはちょっとした体のケアをするのにも最適な時間です。私が実践する首から上のマッサージやツボ押しをいくつかご紹介するので、その日の気分でメニューを決めてお試しください。長湯にならないように要注意。

舌を動かすトレーニング

噛んだり、飲み込んだり、話したりするための口腔機能の衰えは、老化を知らせる早期のサインです。舌の体操で口のなかを活性化します。

1

鼻から息を吸って、「ハ～」と吐く息で思い切り舌を口から下に向けて出す

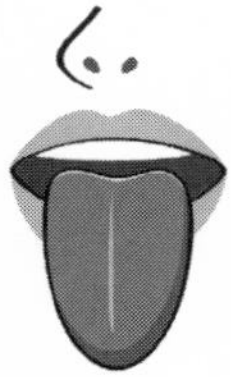

2

頭を後ろに傾け、軽く吐きながら尖らせた舌を上に向けて、できるだけ鼻先に近づける。①と②各5～10回

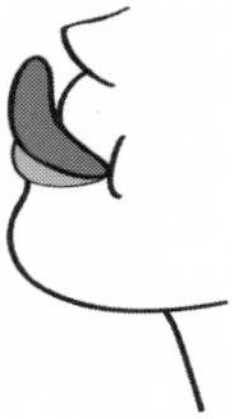

3

上唇と歯茎の間に舌を入れ、口を閉じたまま口のなかの壁と歯茎の間を舌の先で撫でるように右回り、左回りで回す。各5～10回

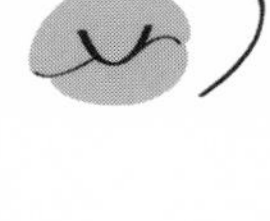

ツボ押しマッサージ

ツボ押しは軽く刺激が感じられる程度の強さで5〜10秒。あまり力を入れずに撫でるように流します。

1

眉頭の少し下の骨際のツボ、**清明**を軽く中指で押してから、目の上の骨のラインを撫でながらコメカミの**太陽**へ

2

小鼻の付け根の両わきの**迎香**を中指で軽く押して、鼻の横を上に流し、眉間の中心の**印堂**へ

3

頭頂部の**百会**に片手のげんこつを当て、その上にもう一方の手の平をかぶせ、前後左右回転でグリグリと押す（百会も全身を整える万能のツボ）

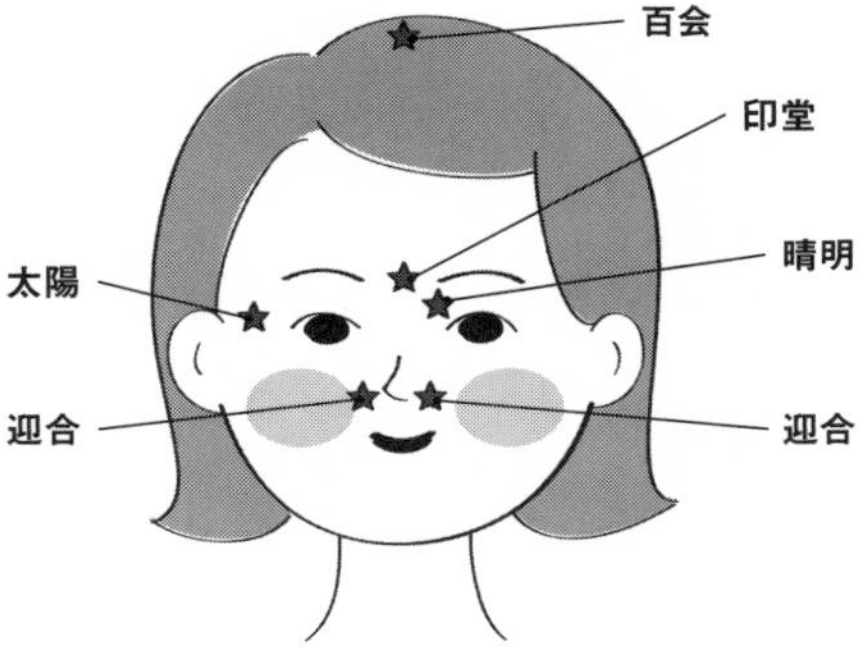

耳と頭部のマッサージ

首から上の血流を促し、自律神経を整えます。むくみや眼精疲労の改善、脳の活性化、リフトアップなどの効果があり、気分もリフレッシュします。

1

耳たぶのマッサージ→上の部分、真ん中の部分、下の部分の３か所を引っ張り、軽くゆらす。各10秒前後

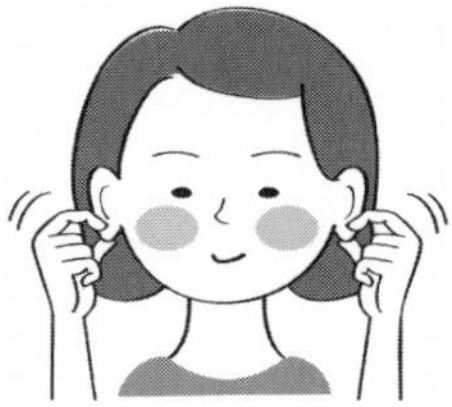

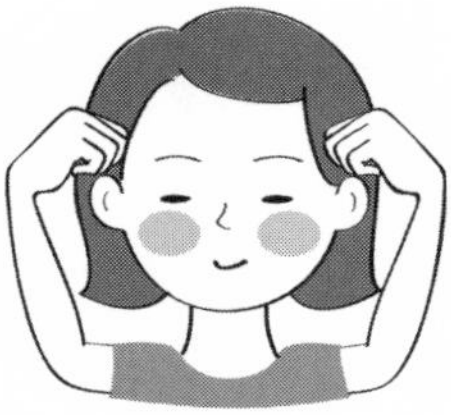

2

両耳の上の側頭部分をグーの手の第１と第２関節の間の平らな部分で軽く押し、上下に10秒前後ゆらす。少しずつ上にずらして３か所を同じようにゆらす

3

両手の４本指のはらで眉毛の上の部分を均等に押さえ、上方向に10秒前後ゆらす。少しずつ上にずらし、頭頂部に向かって数か所、同じようにゆらす

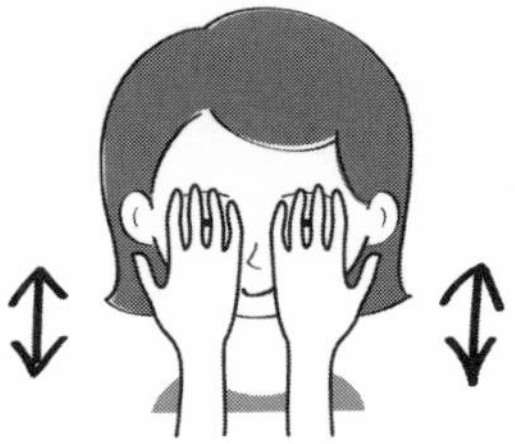

PART

2

足腰のセルフケア

足腰を鍛える——

シニアは下半身の強化と調整を！

シニアに意識してほしいのは足首の可動とふくらはぎの強化

シニアヨガの指導をしていて、足首の関節が硬いかな？　と感じる生徒さんは少なくありません。正座で座れない場合もあります。レッスンは胡坐や椅子でもＯＫですが、足首が硬いと生活で困ることが増えてきます。

足首が硬いと転びやすくなる

足首が硬いとどうなるのか？　足首の背屈（つま先を持ち上げる）ができないと、つまずいて転んだり、捻挫したりと、ケガをするリスクが高くなります。また、足首が硬いと足裏全体を使って歩かないので、足裏の土踏まずのアーチが失われてしまいます。そうするとふくらはぎを使わない歩き方になり、ポンプ機能が低下。血流が悪くなり、冷えの誘発へとつながります。

背屈の可動域は20度くらいあれば十分で、底屈（甲を伸ばす動き）は45度くらい。大きな可動は必要ありませんが、加齢により、足首付近の筋肉や腱、ふくらはぎの筋肉が硬くなりやすいので、努めてほぐしたいところです。

ふくらはぎは第2の心臓

足首が適切に機能しなくなると、ふくらはぎの筋肉にも影響を及ぼします。ふくらはぎはその上にあるひざや股関節、背骨の動きとも連動しているので、ほかの関節の故障も誘発するのです。

シニアにとって、足首をしっかり動かせることと、ふくらはぎの筋肉を強くすることは、体を下で支える意味でも、とても重要なのです。

また、ふくらはぎは**第2の心臓**ともいわれ、下半身の血流を心臓に戻すポンプ機能を果たします。機能が弱まると血流が滞って全身の代謝機能も弱まり、冷えやむくみを誘発することも。

足首とふくらはぎの簡単エクササイズ

①と②のエクササイズは、足首の関節が硬くならないようにほぐすため。③はふくらはぎの筋肉を強くして、ポンプ機能を促すためのもの。

1

座位もしくは椅子に座り、片足を反対の太ももに乗せ、手の指と足の指を交互に組んで足首を回す

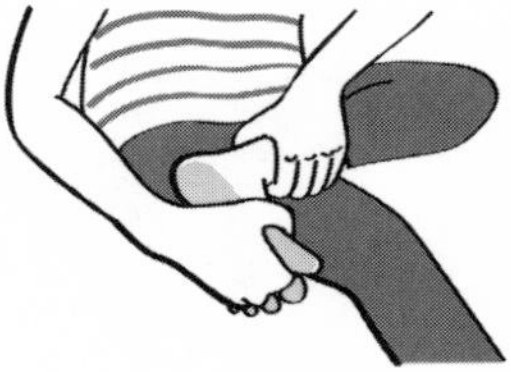

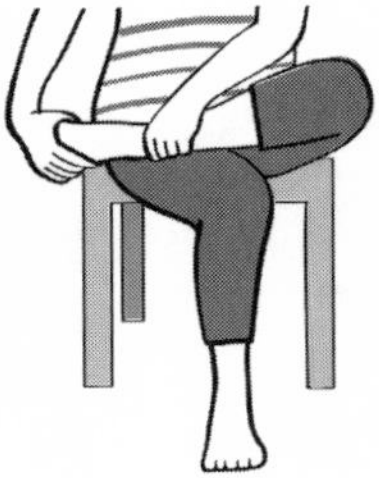

2

つま先部分を持って、手前に引いて底屈(足の甲のストレッチ)で 20 秒、その反対に押して背屈（アキレス腱とふくらはぎ部分のストレッチ）で 20 秒

3

足の指を広げ両足平行にこぶし 1 個分あけて立つ。吸う息でゆっく〜りかかとを持ちあげ、吐く息でゆっく〜りかかとを下ろす。10 回を 1 日 1 〜 3 セット

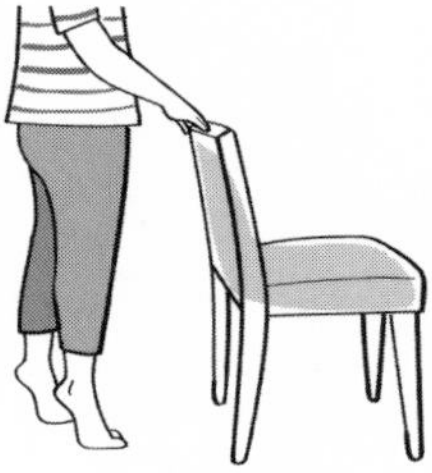

ウォーキングを楽しもう!

運動習慣をつけるのに、一番安全で取り組みやすいのがウォーキング。とはいえ、時間は? 歩くペースは? 頻度は? など、いざ始めるとなると考えてしまうもの。最近の研究では、健康に効果的なウォーキングというのがわかってきています。「歩けば歩くほど健康になる」と思ってやり過ぎれば疲れて免疫力が落ち、足りなすぎるのも問題で、「ほどほど」がいいとのこと。

(地独)東京都健康長寿医療センター研究所が、健康を維持するために導き出した黄金律は、成人で1日の総歩行数=8000歩。そのうち「中強度の運動(歩行)を行う時間は20分」。厚労省の「21世紀における国民健康づくり運動」で示された65歳以上の女性の目標歩数は約6000歩。

つまり家事なども含めた生活の歩行数を１０００〜２０００歩とすると、外でのウォーキングは、65歳以上の女性は４０００〜５０００歩で十分です。

次に中強度の運動。これは会話が何とかできる程度の早歩きになります。

普段のゆっくりした散歩のなかで、腕を使った早歩きに移行して20分。その後、再びのんびり歩きにしてみる歩き方。あるいは、インターバルみたいに、ゆっくり歩き10分〜早歩き10分〜ゆっくり歩き10分〜早歩き10分とテンポを交互にする歩き方などもいいかもしれません。

早歩きの基本は以下の３つ

❶大股で地面を力強く蹴って歩く

❷うっすらと汗ばむ程度の早歩き

❸息が弾むくらいのペースで歩く

歩くのに適した時間帯には、諸説ありますが、ご自身のライフスタイルにあった時間帯でまずは始めてみてはいかがでしょうか。

ウォーキングシューズとインソール

私のクラスでは足のケアに力を入れており、**足活**をテーマにしたレッスンもあります。このレッスンは安定した歩き方や身のこなしができるように、体を底辺で支える足裏と足指のトレーニングを中心としたもの。

一方、足をカバーするシューズ選びも大切です。最近はテクノロジーの進化により、コンピューター診断をしてもらい、自分の足や歩き方に合わせたシューズや中敷きを手に入れることができるそう。

以下はある生徒さんの最先端のシューズ作りの体験談です。

―ひざが痛くなり、過去にひざの手術をした友人から、ウォーキングをするなら、専門店でプロにシューズと中敷きを選んでもらったら良いとのアドバイスを受けました。

早速、自宅近くのミズノのお店でコンピューター診断してもらったところ、歩くときに正しい体重移動ができていない、足のかかとのみで歩いていて、5本の足指が使われていないことがわかりました。そこで私の足の形や歩き方の癖をカバーしてくれるインソールを中敷きに入れたシューズを購入。さっそく履いて歩いてみると、足のどこにも負担がなく、体重移動をしながら足指でしっかりと地面を蹴って歩いているのが感じられ、疲れにくくなりました―

大手シューズメーカーでは、足型や歩き方の診断をして、より自分に合ったシューズを作れるようです。対応できる店は限られるようですが、自分仕様でないとしても、靴選びは専門スタッフに相談し、試し履きして入念なチェックをしましょう。

足の感覚センサーの衰え

加齢による衰えで、見過ごしやすいのが感覚器官。視力や聴力は了解済みですが、意外と知られていないのが、五感以外の感覚器官です。

足裏に刺激を与えて感覚機能を呼び覚まそう

メカノレセプターという言葉をご存じでしょうか？

体のさまざまな所にあり、全身のバランスを保つために働く感覚センサー（固有感覚受容器）です。外部からの物理的な刺激を察知して脳に情報を送り、その情報から脳は、主にバランスの制御を行います。

体のなかで最もメカノレセプターが多く存在する場所が足裏です。足底は唯一地面に接していて、感覚受容器が集中しています。「体が前に傾いている」「すべりやすくなっている」「凸凹がある」など、足裏のセンサーが感じとった情報は脳に伝達され、各筋肉に指令を出し、全身のバランスを保ちます。

シニア世代になると、この感覚機能がかなり落ちるので、早めのケアが予防につながります。機能を活性化させるポイントは以下の3つ。

❶母指球、小指球、かかとの3点のバランスを整える

❷前足部をしっかりと動くようにする

❸母指とそのほかの4指から始まる足底筋膜と、その付着部になるかかと部分までをほぐして活性化させる

具体的には、あらゆる方法で足底部（特にセンサーが集中している部分p75）を刺激すること。たとえば芝生や砂浜、ざらざらな面などのさまざまな感触刺激を素足に与えたり、ゴルフボールやテニスボールがあれば、足裏でコロコロと転がしてみたりするのもおすすめです。

足裏のケアは下半身を整え、足を強くする第1歩

60歳を過ぎると、ひざや股関節、腰に問題を抱える方が増えます。原因はいろいろですが、足裏全体を使わない歩き方が影響することも。

足裏の3つのアーチ

私たち人間の足裏には、p75の図のような母指球、小指球、かかとの3点を結ぶ3つのアーチがあります。重力の衝撃をやわらげるクッションの役割や、推進力を使うバネの役割、バランスを保つ役割がある3つのアーチ。

50代までは多少動きに無理があっても、体勢を整えて歩くことができます。加齢で筋力やバランス能力が衰えると、足裏全体を使わない歩き方の積み重ねが、体全体の故障や姿勢の変化、転倒のリスクにつながるのです。

足裏の機能が損なわれると、バランスがとりにくくなってふらつくことが多くなり、疲れも出ます。底辺である足裏の使い方に偏りがあると、足首やひざなど、連結する上の関節にも負荷がかかり、痛みにつながります。普段から、自分の生活習慣を見直して、姿勢や歩き方をチェックすることが大切です。

足が手のようにさまざまな作業ができないのはなぜか？　使わないからです。足は靴で守られ、甘やかされ過ぎています。

私のクラスでは、使わないことで鈍化した足裏の能力を呼び覚ますため、努めて足裏のマッサージやエクササイズを行っています。下半身が弱りがちなシニアにとって、とても重要。次頁からは、足裏の３つのアーチを使えるように整えるエクササイズとマッサージをご紹介します。

足裏のメカノレセプターと3つのアーチ

足裏のメカノレセプター

メカノレセプターは地面の凹凸を判断したり、バランス感覚を保つための足裏のセンサー

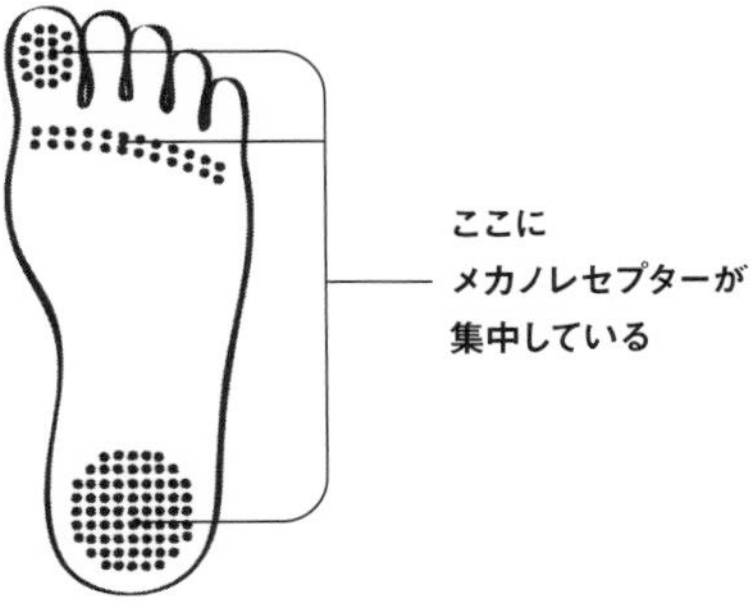

足裏の3つのアーチ構造

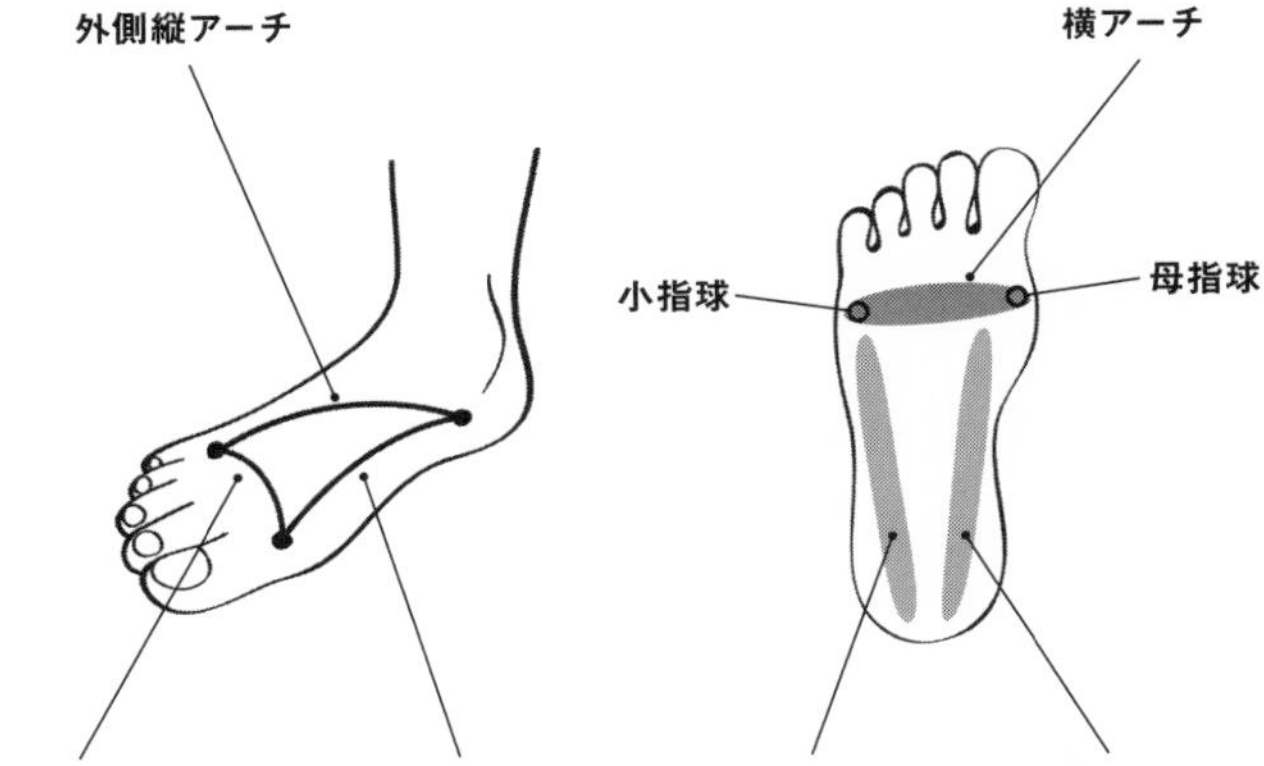

足裏、足指のマッサージ

足裏全体を触ってみて、硬くなっている部分やタコ・魚の目の有無、土踏まずのカーブがあるかをチェックし、コンディションを把握しておきましょう。

準備

椅子もしくは床に座り、どちらかの足を反対の脚の太ももの上に乗せ、足裏を上に向ける。あれば市販のトリートメント用オイルかハンドクリームを薄くまんべんなく塗る。

1 片足から。足の裏全体をグーの手でまんべんなく叩いたりこすったりしてもみほぐす

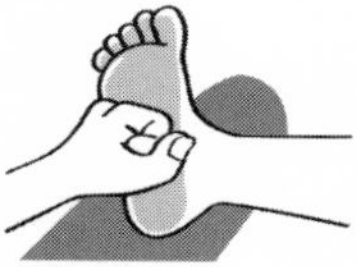

2 親指1から人差し指5まで。1と2、2と3、3と4、4と5の順に両手でつかみ、一度広げ、その後数回交差させる

3 足指の間に手指を入れて、握手（何度か続けると指の根元まで入れられるようになる）。手で足指全体をゆっくりと10回回す（反対回しも）

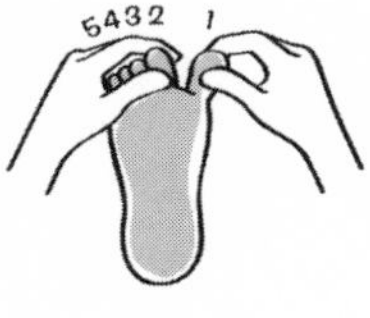

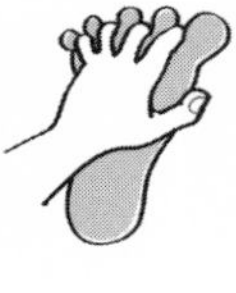

4 ③と同じように足首も10回回す（反対回しも）。反対の足も同様にして、最後に目を閉じ、感覚の変化を感じる

足指でグー、チョキ、パー体操

３つのアーチを均等に使えるようにする体操。足指をしっかり開いて、足底筋を強化し、大地を踏みしめる力をアップさせましょう！

1

グー　指を丸め、甲もカーブするように握る

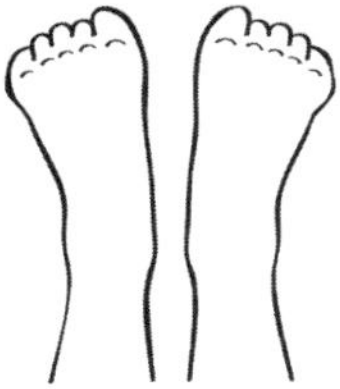

2

パー　全指がなるべく開くように

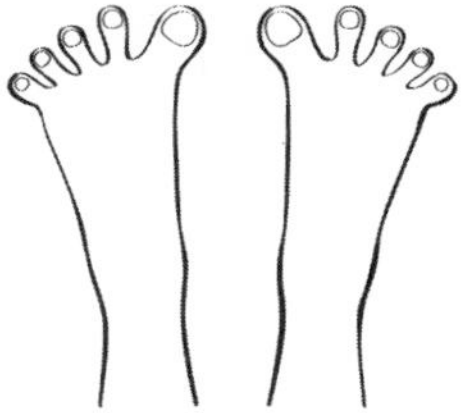

3

チョキ　上チョキと下チョキがある。上チョキは親指が手前、残りの４指をグーにする意識で。下チョキは４指が手前、親指を丸める意識で

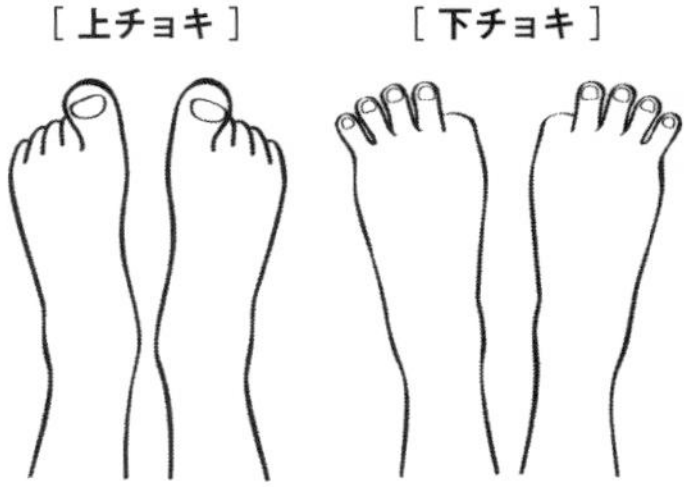

②と③は、始めのうちは開かなくて当たり前。手を使ってサポートしても。眠っていた神経を脳にインプットさせると、繰り返しの練習で少しずつ動くようになります。

ひざと股関節のエクササイズ

左右差があるかどうか、両足を伸ばしてひざ周辺を観察します。さらに動かしたときに感じる関節の可動域や滑り具合の左右差をチェックすることが大切。

1 足を伸ばして座り（椅子でもＯＫ）、片ひざを吸う息で曲げ、吐く息で伸ばす。手でサポートしても良い。反対も同様に

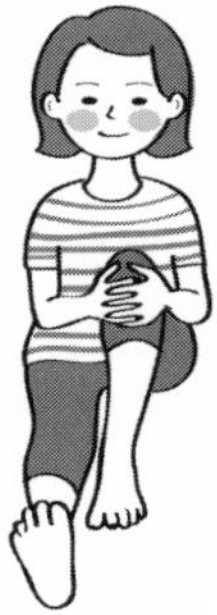

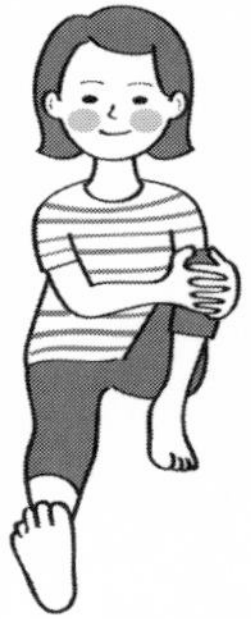

2 片ひざを両手で抱きかかえ、軽く上下左右にゆっくりとゆらす

3 ②のひざを外側に倒して、片手はひざ、もう一方の手はかかとを持って、ひざで円を描くように股関節を回す。股関節の滑り具合を探りながら、小さな円から徐々に大きな円を描けるように（吸って吐いてで１回転の呼吸で５回以上）。反対回しも

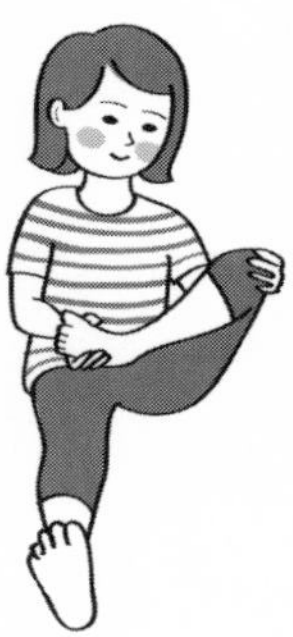

4 反対の脚も同じように

PART 3

心のセルフケア

心を落ち着かせる――
ネガティブからポジティブに、不安を安心に

回復力としなやかさ
――ストレスに向き合う心の力

人生の折り返し点を過ぎると、体の変調を感じることに比例して、これからどのように年を重ねたらいいのかに迷いが生じたり、過去を後悔したり、将来に不安を感じたりします。次第にメンタル面のバランスを崩し、心の葛藤が精神疾患に移行することもあります。

私はヨガと、その基になる考え方を知ることで、こういった葛藤を乗り越えられて、生き方がものすごく楽になりました。生き方がシンプルになったというほうが正しいかもしれません。

この章では、私なりに実践するなかで体得したヨガマインドと、並行して学んできたストレスマネージメントの考え方を中心に、心のケアについてひも解いていきます。

レジリエンス——これからの時代に必要な力

レジリエンスは好きな言葉のひとつ。**回復力、しなやかさ**を意味する英単語"resillience"です。

レジリエンスは、しなやかなボールのように、凹んでも、それをはね返す回復力、ストレスに対して逃げずに向き合っていく心の力のことで、**自己の存在に対する信頼感がその力の根源にある**と、私は思っています。

人間の脳は、そもそもはネガティブに向かうようにできており、生きぬくためにリスクを想定して不安を煽ります。これは、ある意味必要なことで、それがあるから人間は今のような文明を作ってきました。

とりわけ、日本人は、世界の国々と比べてもネガティブ思考の人が多いといわれています。それはたびたび訪れる災害に対応するために、常にリスクを想定するメンタリティが育ったからとも考えられます。ですから、ある意味ネガティブ思考は仕方ないことで、それを否定しなくて良いのです。

しかし、過去に起きたことの失敗例を記憶にファイリングして後悔し、同じようことが起こるのではないかと未来に不安を抱く気持ちが暴走すると、どうなるでしょう？　ストレスに押しつぶされ、いざというときに、その問題に立ち向かい、はね返すエネルギーが生まれなくなります。そんなときに必要なのがレジリエンスです。


レジリエンスは、日常の心の持ちようを少し修整することで育てることができます。次項から、こういった力を育てるヒントになることをご紹介します。

キーワードは私たちの心の奥底に宿る**安心の種**。自分の内側で、いかに安心の種を育てるか。日常の暮らしのなかでできる何気ないことですが、私はその何気ないことの積み重ねが大切だと思っています。

誰もが持っている「安心の種」の素

ヨガで大切な3つは**意識的な深い呼吸、緊張と弛緩、自分の体の感覚を感じること**。ヨガの最後にやるポーズの**シャバアーサナ**では、仰向けになって自分の内側に宿る感覚を味わいます。身体感覚に意識を向けることが大切なのです。

身体感覚には、**外受容感覚**と**内受容感覚**があります。

外受容感覚は五感にあたり、視覚、聴覚、嗅覚、味覚、触覚からなります。

内受容感覚は、痛みや温かさ、心拍、呼吸、血流、生理状態に関する感覚です。

ヨガでは、正座座りで上半身を前の床にあずける子どものポーズなどの**お休みのポーズやシャバアーサナ**のとき、身体感覚、主に内受容感覚に意識を向けます。深部感覚ともいいます。日常ではあまり感じることのない内側の感覚にアクセスする時間を持つことが、メンタルの安定に深く関係します。
呼吸を整えながら、内側で感じられる血流やリンパの流れ、心臓の拍動や脈打つ感覚、使った筋肉がゆるんでいくような感覚、内臓が動く感覚、温かさを感じるところなどに意識を向けます。そうすることで気持ちが落ち着く感覚、心地よさ、平穏な感覚、生きている実感を味わいます。
これが**安心の種**です。5~10分間のシャバアーサナがあるから、私はヨガに夢中になったといっても過言ではありません。頭はスッキリして、ストレスが体からフワッと抜け、ひと言で**気持ちいい感覚**です。
このような**気持ちいい感覚**はヨガでなくても、身体感覚を使うと日常生活でも味わうことができます。少し意識を変えるだけで簡単にできることをいくつかご紹介しましょう。自分ができそう、効果ありそうと思ったものから試してみてください。コツは、内受容感覚を味わうことです。

クレンジングブレス

口から「ハ〜」と力を抜いてため息のように吐き出す。たとえば、温かいお風呂に浸かったときってため息つきたくなりませんか？　自宅のお風呂なら誰にも遠慮は無用。「ハ〜」とか「ア〜」「フ〜」と声を出した方がゆるみます。声を出すと、咽頭や肺、心臓が刺激されます。

家族とハグ、ペットとスキンシップ

オキシトシンという名のホルモンは別名「愛情ホルモン」ともいいます。このオキシトシンには抗ストレス、抗うつの作用があります。家族や近しい友人とのスキンシップや動物を撫でたり抱っこしたりして、愛おしい、心地よいと感じることで分泌されます。また団らんを囲み楽しい時間を過ごすことでも。

セルフマッサージ

エステやリンパマッサージを受けた後のリラックス感は、スキンシップがもたらすオキシトシンの効用。これは日常のセルフケアによるオイルマッサージ

でも得られます。親しい人にトリートメントしてあげると、受けた側も施した側も効果があります。

やわらか、なめらか、ふんわり感を皮膚で感じる

触感を刺激することで、スキンシップの心地よさと同じような感覚が得られます。癒し効果を謳うぬいぐるみやクッションなど、「気持ちいい」と思えるフワフワ感やすべすべ感、弾力感に気持ちを委ねて全身で味わいましょう。

蒸しタオルを首や目に当ててひと息つく

濡らしたタオルを軽く絞り、電子レンジで1分ほど温めたら心地よい温度まで冷まします。この蒸しタオルを首筋やまぶたの上にあてると血行が良くなり、奥の筋肉が緩みます。

緊張や不安な状態があっても**これをやれば必ず自分の安全基地に戻ることができる**とわかることが大切。日頃から**気持ちいい感覚＝安心の種**を育てる日常を積み重ねていくことが、私は生きる力につながると信じています。

ピンチをチャンスに！今だからできること

２０２０年以降は感染症の世界的な蔓延や、侵略戦争の勃発など、私たちの暮らしが一変しました。メディアの報道もこの問題ばかり取り上げ、世の中全体に閉塞感が漂っていました。ステイホーム、在宅勤務、オンラインでのやり取りが当たり前に。旅行にも行けなくなり、外食もできなくなりました。

こんなときは、ピンチをチャンスに変える**ストレスマネージメント**が必要です。たとえ自分の力ではどうすることもできないストレスでも、それを無理に消そうとはせずに、とりあえず心のなかにある引き出しに仮置きします。そして、今の環境でできそうなこと、それも前向きなことを探します。

毎日の生活に追われ、後回しにしていたことってありませんか？

やりたい気持ちはあるけどできなかった趣味、購入したけど積ん読だけだった本、家の中の掃除や片付け、撮りだめていたＤＶＤの鑑賞など。日常とちょっと違うことをやると、抱えているストレスのとらえ方も変わります。

断捨離は人生を身軽にするチャンス

家にいる時間が増えた期間、私がやったことのひとつは、長年後回しにしていた私物の断捨離です。断捨離は「**断…入ってくるいらない物を断つ**」「**捨…家にずっとあるいらない物を捨てる**」「**離…物への執着から離れる**」という考え方。

自身で作りだしている重荷からの解放を図り、身軽で快適な生活と人生を手に入れることが目的です。この考え方はヨガの思想から派生したもの。

私はためこんでいた資料や本をチェックして、大量に処分しました。

「ときめくか、ときめかないかで捨てる物を決める」という片付け術の専門家の話は皆さんご存知かと思います。

私は手放すための整理をしていたなかで、ときめく物を見つけました。それは、頑張っていたかつての自分に出会える物たち。編集やライターの仕事、NPOの活動をしていたときの、思い出深い手書き取材ノート、記事のスクラップや本、諸々の講演活動で子どもたちからもらったお手紙などです。当時のエネルギーが伝わってくる物たちに出会えて、元気をもらいました。

なぜか、自分の中学3年のときのテスト前の学習計画表プリントも出てきました。右の欄に計画通りできたかどうかを自分で記入するようになっている日程表です。15歳の私の「漢字しかできなかった」「2ページしかできなかった」「寝てしまってできなかった」との記録。反抗期で人生を舐めていた、まったく頑張れなかった当時の自分を思い出し、大笑いしてしまいました。

そんな自分も受け入れつつ「いろいろあったけど、これまでよく生きてきたね」と過去を肯定しながらも、多くを手放すことができた断捨離となりました。

怒りをコントロールする

子どもたち、または大人たちに向けて、ヨガや呼吸法を取り入れながらストレスマネージメントのワークショップをすることがあります。プログラムで最も大事にしているのが、誰でも感じるネガティブな感情との付き合い方。

ワークショップでは感情について話し合い、どんなものがあるか書き出します。そしてネガティブな感情は間違った感情？　持ったらいけない感情？　と、問いかけます。大人のなかにも一瞬わからなくなり、首をかしげる方がいます。

大人、子ども関係なく自然に湧き上がる感情すべてに良い悪いはありません。どれも大切な感情です。大事なのは、その感情とどう付き合うかということ。

悲しい、寂しい、悔しい、不安、イライラ、ムカムカなどネガティブな感情を心の奥底に溜めて、そのままにしていると、抑圧された感情は発酵し、強いエネルギーを持つ怒りの感情へと変わることがあります。

怒りの裏側にある感情に気づく

怒りの感情には2つのタイプがあり、ひとつは**不正や不当な扱いは許せないと思うストレートで一次的な感情としての怒り**。もうひとつは、**二次的な感情としての怒り**です。表面的には恐ろしい怒りの形相に見えたとしても、その裏側には寂しさ、不安、怖れ、自分への自信のなさ、絶望、見捨てられ不安などのさまざまな感情が詰まっています（森田ゆり『新・子どもの虐待』岩波書店）。

心と体はつながっているので、感情によって体や心の病気に影響することもあります。早いうちにこういった怒りの裏側にあるネガティブな感情に気づいてあげること。そして怒りやその裏側の感情を解放してあげることが大切です。

感情と距離をとるために時間をおいたり、その場から離れたり、信頼できる人に話したりする方法が基本ですが、ここではひとりでできる**感情を解放する**

怒りの裏側にある感情

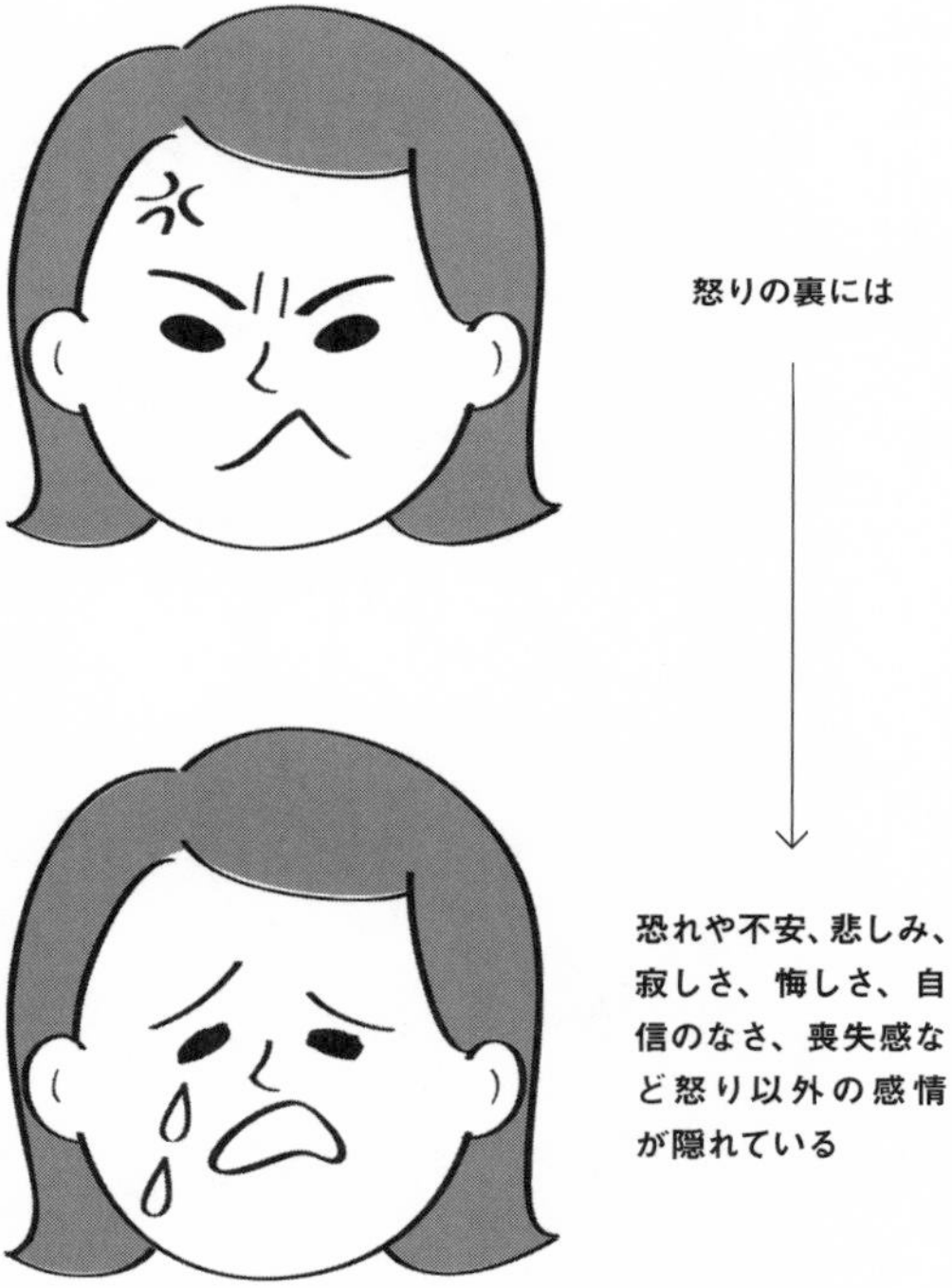
怒りの裏には
恐れや不安、悲しみ、寂しさ、悔しさ、自信のなさ、喪失感など怒り以外の感情が隠れている

ワークをご紹介します。

ネガティブな感情を解放するには

私自身は、たまに激しく怒ったとき、イライラしたとき、自分の本当の気持ちを知りたいときなどにやっています。

方法はいたってシンプルで、道具は紙とペンだけ。何でもいいので、頭に思い浮かぶ言葉を書き出します。あるがままに思いを書き続け、内容の良い悪いは一切ジャッジしません。支離滅裂でＯＫ。時間は自由です。

不思議なことに、頭のなかであっちに行ったり、こっちに行ったりして、ゴチャゴチャになっている気持ちが、書き出した紙を客観視することで整理され、自分の本当の気持ちや方向性を見いだせることがあります。書くうちに、前向きな対処法が思い浮かんだりもします。

ここから先は、私が怒ったときのやり方です。カッカした怒りの感情を吐き出ししてスッキリしたいので、書くだけで終わらせず、昇華させます。

まず、字の並びや大きさ、スペースなどを一切考えずに、思い浮かぶ気持ちや吐き出したいことを大きめの紙に書き続ける。いっぱいになったら、それをビリビリと手で破って、粉々にします。

粉々になった紙はゴミ箱へ。嫌でなければ「フ〜〜」と、細い長い呼吸でゴミ箱めがけて吹き飛ばし、心のお掃除が完了（ゴミは飛び散りますが…）。呼吸がほどよく整って、少し落ち着きます。

書いたものを残すも捨てるも、あなた次第。


怒りに限らず、自分の気持ちを書き続けることで気持ちを鎮めるのは「書く瞑想」でもあり、最近では「ジャーナリング」といいます。

欲望を手放す
――幸せは自分のなかに

40代のころ、私には介護を含めたさまざまな問題が山積して多忙な時期がありました。それが少し一段落した後には、徒労感とモヤモヤ感が残りました。**「私の人生、これで良かったのか？」**という思いです。

そんなときにヨガを始めました。その後、ヨガセラピストになる研修でヨガの哲学を学ぶ機会があり、とても刺さる言葉に出会いました。

アビヤーサとヴァイラーギャ…サンスクリット語を日本語に訳すと**修習と離欲**。修習とは、繰り返し行う努力のこと。常習化することが大切。

離欲は、あらゆる対象の欲望を手放すこと。「修習と離欲」とペアにして使われるのですが、「一生懸命継続して努力しなさい。努力の結果に対する執着は手放しましょう」という意味です。

報われたい、褒められたいといった欲を手放すのは簡単ではありませんが、人生で大切なのは地道に努力する過程で得られた恩恵であって、その結果に対する良し悪しやこだわりから自由になりましょうとの教えです。

当時の事情や時代背景から、私はキャリアから離れてしまった報われない思いや損した気分がモヤモヤの素だったと気づきました。研修の課題でその体験を克明に書いたことで認識できたのです。自分なりに一生懸命やってきた過程で得られた学びが山ほどあったし、**報われたいという欲はとるに足らないものだったと。**世間的な価値観から生じる欲をスッキリと手放しました。

幸せは自分のなかにある――欲を手放すことによって、私のなかの**自分自身は満ち足りている**という思い、芯の部分を見つけることができました。

それまではあまり努力できない人生を歩んできましたが、外側の価値観に振り回されないで生きると、生き方はシンプルになり、日々の地味な努力の積み重ねが大きな力になると感じています。

マインドフルネス瞑想をやってみよう

マインドフルネスとは、瞬間瞬間に起きていることを、判断なく意識にあげること…今ここにいる自分を観察すること。1970年代、アメリカの医学博士ジョン・カバット・ジンが禅などの修行をし、東洋の精神修養法から宗教色を抜いた8週間のプログラム「マインドフルネスストレス低減法」を考案。被験者のストレス反応の軽減が科学的に証明され、その後一気に広まりました。

人間の脳は基本ネガティブで、失敗例をファイリングして後悔し、未来への不安を煽ります。マインドが過去や未来にあちこち行ったり来たりして脳を疲れさせ、ストレスをため込むのです。そのマインドをヨガや瞑想、歩く瞑想、食べる瞑想などの実践で**意識を今この瞬間に留める**練習をすることで、ストレスによる不調の回復を目指します。

簡単にできるマインドフルネス瞑想法

ここでは取り組みやすい一点に集中する瞑想法で実践してみましょう。始めは５分から、ある程度回を重ねたら、少しずつ時間を伸ばしていきます。

1

座位もしくは椅子に座ってリラックスする。背骨をまっすぐ保ち、手は太ももの上に乗せるか、真ん中で重ねる。瞼は優しく閉じる。半眼でもＯＫ。呼吸は自然で楽な呼吸を流す

2

意識を一点に集中できるところを決める。呼吸を流すときのお腹の膨らみと縮み、鼻の孔を通る冷たい空気・温かい空気、声には出さない「吸って・吐いての言葉」など、ほかの場所でも

3

瞑想は集中して無になることを目指すわけではない。いろいろな心のおしゃべり（雑念）が湧き上がってくる。それを確認したうえで、必ず元の決めた一点に意識を戻す

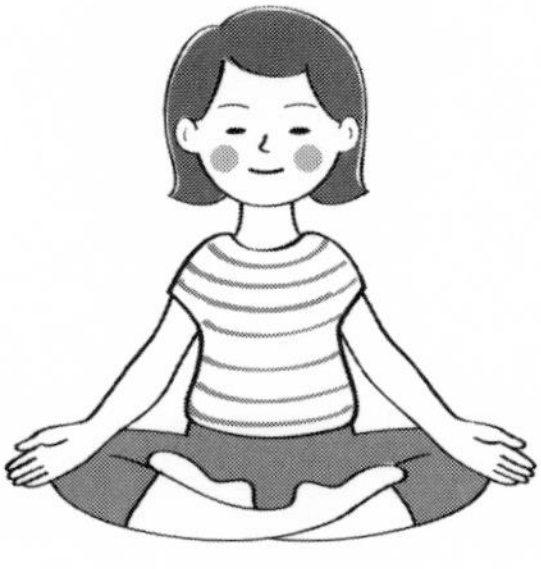

数分からでも、毎日継続することで睡眠の質が良くなる、脳が活性化する、作業に集中できるようになるなどの効果が期待できます。

PART

4

心のセルフトリートメント

自分を大切に――
心を楽しませる、自分を慈しむ

自分を大切にすること、自分を慈しむこと

ヨガは**自分を大切にするためのツール**です。

それは「自己中心的」になるということではなく、人を尊重して生きたいからこそ、まずは自分の安定したメンタルを養います。

見方を変える。ちょっと上の方から自分を俯瞰して観る練習をするのがヨガ。それをすることで、目の前しか見えなくて絡まった状態になっているのを、一歩外れた所から客観的に観察することで自己に対する認識が変わります。

あるとき、脳科学者の中野信子さんのラジオを聞く機会がありました。自己肯定感を高める脳の使い方について。本当の意味で自己肯定感は自覚できないので、脳にしつけをしましょうと語ります。

「どうせ自分なんてこの程度でいいでしょう」と思っていると、自分を大切にできなくなる。ちゃんと自分を大事に扱ってあげましょう。

たとえば…として。お客様に上等なカップ＆ソーサーでお茶を出すように自分に対しても同じように扱ってあげます。

「自分なんて欠けたカップでいいや、茶渋がついていてもいいや」ではなく、「自分はもっと上等な美しいカップがふさわしい、大切に扱っていい」と脳に教えていくことから始めてみてはと。私はお茶を飲みながら自分専用のマグカップに沁みついた茶渋を見つめ、それもそうだなぁ…と、面倒で放置していたマグカップを重曹で磨き、ピカピカにしたのでした（笑）。

私たちの社会は、人のために尽くすことが美徳とされます。その行い自体は否定しませんが、かえって自分をおざなりにしたり、知らず知らずのうちに自分がストレスフルな状態に追い込まれたりしてしまう場合がありませんか？

セルフケアには**自分を慈しむ**という思いも込められているのです。

朝活のすすめ
──ルーティンで1日のリズムを作る

早起きは三文の徳といいますが、超夜型人間で働き者ではなかった私の朝はダラダラ過ごしていた期間が長かったように思います。年齢を重ねるにつれて少しずつ変わり、コロナ以降は朝活が日常になりました。

比較的目覚めのよい私が実践している現在の朝活を、箇条書きしてみましょう。

- 白湯を飲む
- 朝日を浴びて軽いストレッチ
- オイルプリング
- フローリングワイパーで掃除
- 室内外の植物の水やりと水替え

なぜこれらを起床後すぐにやるのか？

それはとても気持ちよくて、心がすっきり・さっぱりするからで、特に掃除と観葉植物の水替えが目からウロコでした。


ヨガ哲学では「ヤマ（禁戒）、ニヤマ（勧戒）」といって、ヨガを行じる上でベースとなる心がけのようなものがそれぞれに5つずつ示されています。

ニヤマのひとつに「サティア（清浄）」があります。

自分の体や着るものを清潔に保つのは当たり前として、掃除に関しては、「ゴミでは死なない」といって、私は四角いところを丸く掃いてOKな、大雑把タイプでした。その分、「食」に力を入れてきました。

それが変わったのは、昨年暮れに行った床のワックスがけがきっかけです。

ピカピカになった木目の美しさを保ちたいがために、毎日するようになったフローリングワイパーの掃除が、続けるうちに心もすっきりして爽快感につながることがわかったのです。

同じように、10鉢以上ある水栽培の観葉植物も、まめに水をきれいに替えることで根を白く保ち、気持ちが晴れることを実感しました。

朝活をやると、1日の始まりが気持ちよくスタートできます。

オイルプリングについては、p105のコラムをご覧ください。

ストレッチは、朝日が当たるベランダに出て、10分ほどやっています。日を浴びることで増えるセロトニンとビタミンDの効用を期待しています。

朝はお洗濯から…もいいですね。自分が気持ちよくなれることと、体をしっかりと使うことから朝を始めると、1日のリズムができて、その日が充実します。始まりは写経から…という生活を3年以上続けている知人もいます。

COLUMN

I

口のなかの免疫機能を上げるオイルプリング

プリングとは「引きはがす」という意味で、インドの伝統医学アーユルヴェーダが推奨する自然療法です。

やり方は簡単。**ココナッツオイルか太白ごま油小さじ１杯を口に含み、２～３分飲み込まないようにして、口のなか全体をすすぎ、最後に吐き出します。**冷えると固まるココナッツオイルは排水溝に流すより、ビニール袋などに吐き出して袋をしっかり閉じ、燃やすゴミとして処理した方がエコになります。

私たちの口のなかには何百種類もの細菌やウイルス、微生物などが存在しています。これらの口内細菌をオイルでからめとることによって、今まで口のなかの細菌撃退に使われていた免疫機能の負担が減り、免疫力が働きやすくなるという仕組み。歯周病を防ぐ効果もあります。

ココナッツオイルは抗菌作用の高いラウリン酸を多く含みます。また、口内に生息する微生物の細胞は脂質の膜で覆われているそう。油と油はお互いを引き付けあい、一体化するため、分子の細かい脂肪酸（カプリル酸、カプリン酸、ラウリン酸）が歯肉の奥に潜む細菌を引っ張り出してくれるのです。

ブクブクと口のなかを動かすと、口腔機能を高める体操にも。慣れてきたら、最後吐き出す前に軽くうがいのようにガラガラすれば、のどの雑菌も引きはがせます。最後に、ぬるま湯で口のなかをよ～くすすいでくださいね。

リズム運動で「幸せホルモン＝セロトニン」を増やそう

セロトニンとは、脳内に存在する神経伝達物質のひとつで、気分の安定を促したり、ポジティブな気持ちに導いたり、集中力を高めたりといった働きを持ち、**幸せホルモン**とも呼ばれます。

セロトニンの分泌は、ストレス、運動不足、不規則な生活などが原因で減少し、女性の場合、特に更年期や閉経を迎えた世代以降は、セロトニン分泌機能が著しく低下し、精神的に不安定になることも。

セロトニンの分泌を促す方法は

セロトニンの分泌を増やすポイントは、日光浴（p54）とリズム運動です。

日光浴については、睡眠のところでもご紹介しました。

具体的なリズム運動には、ウォーキング、ジョギング、自転車をこぐ運動など。深くゆったりとリズムを刻む呼吸法も効果的です。家にバランスボールがある場合は、5分以上軽くバウンドしてみましょう。

日常生活で最もお手軽なリズム運動は、「噛む」ことです。ガムを噛んだり、噛みごたえのある根菜、きのこ、生野菜などを意識して食べるのも効果があります。

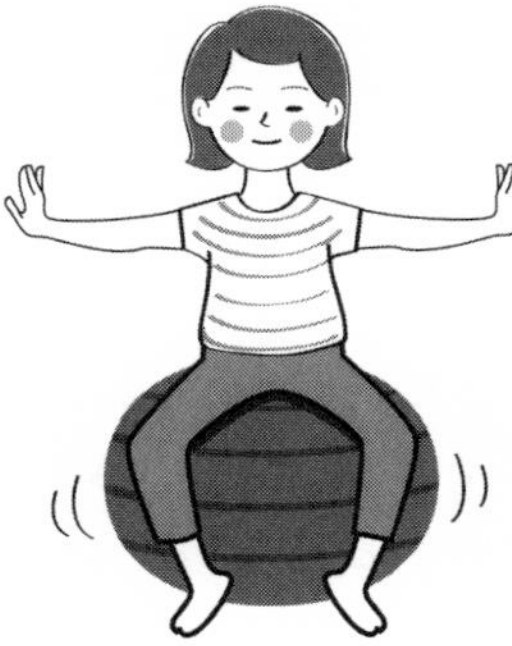

リズム運動でセロトニンを分泌させるコツ

無意識にやるだけではあまり意味がありません。コツは次の3つです。

❶5〜30分続ける

分泌しはじめるのはリズム運動を始めて5分ほど経ってから。どんなリズム運動でも一定の時間続けて行うことが大切です。始めて5分ほどで分泌量が増えはじめ、20〜30分がピーク。ピークの状態は1時間半〜2時間続きます。

❷習慣にする

1回の運動で効果を長く持続させることはできません。長時間続けることで分泌しやすい体に変わります。

❸意識しながらやる

ただダラダラと歩いたり、無意識にやるだけでは、セロトニンの分泌システムは活性化しません。大切なのは、自分が意識してリズム運動をすること。

「コインの裏表」で足るを知る

その昔、子どもの人権擁護の活動に関わっていました。講習会では、参加体験型のワークショップをやります。ただ受け身で講義を聴くだけでなく、参加してアクティビティを体験することで、気づきや自信が生まれます。これまでの思い込みや一方的な見方に対する認識が変わることもあります。

自分に向き合うワークショップの手法をたくさん学びましたが、そのなかのひとつに「コインの裏表」というのがあります。

参加者に対して、自分の性格で嫌いな点をコイン型に切った丸い紙に書いてもらいます。当然ネガティブなことを書きます。たとえば「落ち着きがない」「神経質」「短気で怒りっぽい」といった風に。

ネガティブな見方をした場合は、そのような表現になります。

コインに表と裏があるように、見方を変えて裏を返せばポジティブな見方もあるはず。それを無理くりでも考えてポジティブにとらえた言葉に変換します。紙を裏返して、変換した言葉を書きます。「好奇心が旺盛」「感性が豊か」「正義感が強い」。そうともいえる…ということに気づくことで、少し自尊感情に変化が生まれます。ひとつのことも見方を変えればいろいろな見方ができることを、ワークを通して体験します。

ここ数年で経験したコロナ禍の生活についても、ネガティブをポジティブに変換してみる手法で考えてみます。

予定していたことやチャレンジしようとしたことで、できなかったことを紙に書きだします。私でいえば、「予定していた海外旅行、自然豊かな場所でのヨガイベント、東京オリンピックのボランティア、同期会やクラス会等の友人との交流イベント、母との交流と親戚の集まり」など。

書いた紙をひっくり返します。その代わりにはならないが、コロナ禍の生活でできたことはないかを考え、書き出します。

「オンラインヨガ、プチ断捨離、緑道ウォーキング、趣味のwebサイトの準備、オンライン飲み会、母とのマッサージコミュニケーション」。多くはコロナ禍がなかったら、やらなかった、あるいはやれなかったことばかりです。これまで注意を向けてなかったことを体験したことで、新しい発見や味わいがありました。

「足りないピース」を探していたような感覚から、「足るを知る」感覚にうまくシフトできたと感じます。自分の足元を見直す機会にもなりました。

こんな感じで「コインの裏表」を使ってみませんか？　書き出すという作業に意味があり、気づきがあり、それが脳に刷りこまれます。

「笑い」は緊張をほぐす特効薬

不安感や緊張感をほぐす方法のひとつに笑いがあります。

実は、脳は「作り笑い」と「本物の笑い」を区別できないといわれていて、脳に対しては同等の効果があるようです。

つまり、何はともあれまず笑う。楽しくなくても笑いましょう。「笑い」は、ちょっとした動作で自律神経を整え、免疫力を上げる特効薬なのです。

心からの「笑い」はもちろんのこと、たとえ「作り笑い」であっても、口角を上げれば副交感神経を高めることができるということが研究でもわかっています。口角を上げるという動作が顔筋の緊張をほぐし、心身にリラクゼーション効果をもたらすと考えられます。

実は、ヨガにも「笑いヨガ」というジャンルがあります。

1995年、インド、ムンバイの医師、マダン・カタリアが考案して始めたもので、今では世界100か国以上に、日本でも資格をもったサポーターによって全国に広まっています。

私は資格がありませんが、数年前に1度だけ笑いヨガの講座に参加したことがあります。

みんなで輪になって「ホッホ、ハハハ、ホッホ、ハハハ、イェーイ。いいぞ、いいぞ、イェーイ、いいぞ、いいぞ、イェーイ」と、腹圧を使って声を出し、手拍子を打ちます。そして、空を見上げながら大きく息を吸い、みんなで「アッハッハッハ」と腹の底から笑います。

最初は恥ずかしくても、やっているうちに楽しくなり、気分はリフレッシュ。以来、私は緊張の場面でマスクの中でニンマリしたり、「え」とか「へ」で口角を上げて発声練習することもあります。アスリートも苦しいトレーニングをするときに、あえて笑顔を意識するそうです。

ストレスを和らげるストレスコーピング

ストレスは誰もが避けて通れないもので、その刺激が良い方向に向かうこともありますが、長く続くと心と体に悪い影響を及ぼします。

ストレスと上手に付き合いながら適切に対処することを**ストレスマネージメント**、ストレスを和らげる対処法を**ストレスコーピング**といいます。

感情トレーニングのワークショップでは、モヤモヤした気持ちをお掃除してスッキリする体験をしてもらうのですが、プログラムのなかで必ず行うのが**ストレスコーピングのワーク**です。

「コーピング」には、問題焦点型と情動焦点型など、いくつかに分けられるようですが、私は子どもたちと一緒に行うことが多いので、情動焦点型に近い形でやります。お絵描きタイムの延長のようにして「自分がワクワクするもの、ほっこりするもの」を見つけるワークです。

大きな紙に自分にとっての「ワクワクとほっこり」を書き出します。絵で描いても○。カラーペンを使って自分らしく。たくさんあればあるほど安心できますが、数は限定しません。遊び、音楽、自然、おもちゃ、ゲーム、好きなアイドル、好きな人、スポーツ、食べ物、好きな場所、行きたい所…何でもOK。

これが自分のことを見つめ、自分を知る、とても大切な時間になります。

先日、久しぶりにある施設でキッズヨガや呼吸法を行った後、コーピングを書き出すワークを行いました。ほんの10分弱でしたが、「あ、これは書く瞑想だなぁ」と感じられるような、ゆったりと集中できる時間が流れたのです。

自分を支えてくれるもの、癒してくれるものが脳にインプットされていれば、嫌な気持ちになっても、自分を見失わずにいられます。自分の幸せの種が自分のなかにあることを知ることができます。これが大切。

ストレスコーピングの例

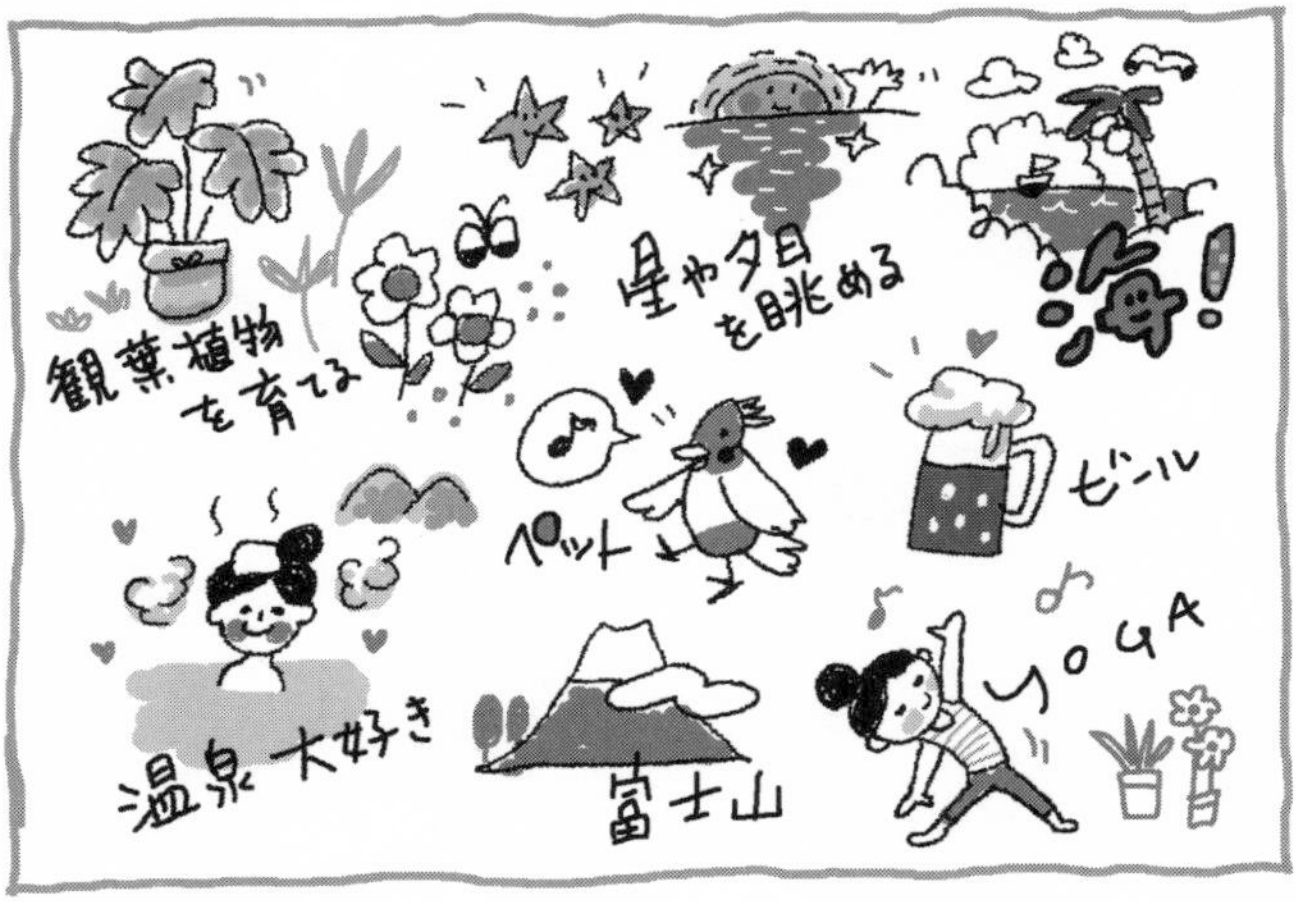

大きな紙に自分がワクワク、ほっこりするものを絵や文字なんでもいいので思いつくままに自由に描きましょう。雑誌の切り抜きや写真を貼っても。できるだけたくさん書き出しましょう

アロマで自分を癒そう

香りで癒されることを実感し、アロマ1級とアドバイザー、ブレンドデザイナーの資格を取りました。勉強してわかったのは、実は特別な資格や知識がなくても、自分で楽しむ分にはアロマグッズは手軽に作れるということ。ちょっとしたルールさえ守れば、自分好みの香りをセルフケアに役立てることができます。

精油を使う際の安全のための基本的な注意事項は以下のとおり。

原液を皮膚に塗らない、希釈して使う、火気に注意する、冷暗所で保管、子どもやペットに留意する。精油は水に溶けないことと、オイルやエタノールのような基材を使うと混ざることを覚えておきましょう。ここでは、もっとも簡単な手作りアロマグッズの作り方をご紹介します。

作り方

①

ホホバオイルを30ml小分け容器の約3分の1ぐらいまで（約10ml）入れる。正確に計る場合は計量スプーンを使って

②

精油を1～2滴落とし、キャップをよく閉めて、軽く振ったらできあがり

手作り品は酸化防止剤が入っていないため1か月以内に使い切るのが理想です。たくさん作るよりも、なくなったら少量を作るというサイクルがおすすめなので今回は10mlで作ります。

● 5分でできるトリートメント

オイルを適量手に取り、両手でこすり合わせて香りを嗅ぎ、足裏や脚全体にオイルをまんべんなく塗る。

足裏はグーや親指で全体をマッサージ。足首から脚のつけ根まで手の平全体で優しくなで上げます。腕は手首からつけ根まで、首筋は上から下に、リンパの流れに沿って、必ず末端から心臓に向ける方向でなでる。力は入れずに優しくなでてあげるだけで十分です。

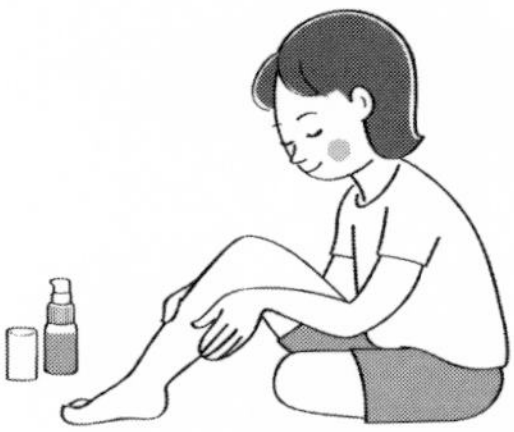

トリートメントオイル

どなたでも手に入れやすい「無印良品」のものを、たった3品目購入すれば作れる超簡単トリートメントオイルの作り方です。今回はオイルと精油はエイジングケアに効果を発揮するものをセレクトしました。

最初に用意するもの　無印良品の３品

・ホホバオイル 50ml（スイートアーモンドオイル 50ml でも）
・ゼラニウム精油 10ml　※ほかにも、ラベンダー、オレンジスイート、マジョラムなどもおすすめ
・PET 小分けボトルポンプタイプ 30ml
３品で約 2500円。下記のオイルをトータルで５回作れ、残りの精油はほかの用途でも使えます。

使用する材料

・ホホバオイル　10ml
・ゼラニウム精油　１～２滴（1 滴は 0.05ml）
・小分けボトル（お家に蓋つきの小さなガラス瓶があれば、それでも）

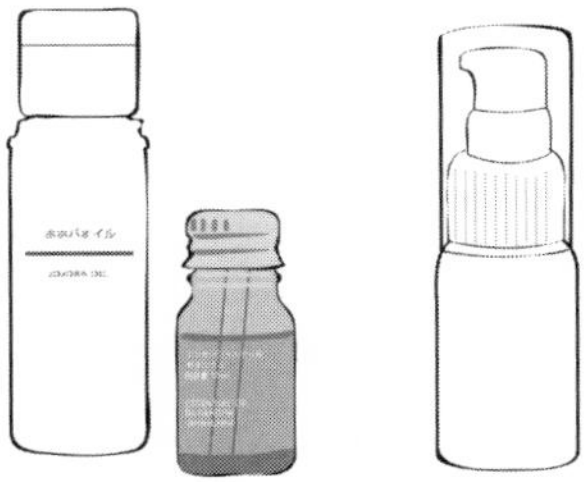

アロマバス
——安心安全な芳香浴のやり方

アロマバスは、バスタブに直接精油を入れると書かれた情報を目にすることがありますが、アロマを安全に使うなら、これは間違い。精油は水にもお湯にも溶けない性質があるからです。精油は水より軽いので、バスタブに直に垂らした場合、水面に浮いてしまいます。肌の弱い方が入ると、水面の部分に触れるデコルテラインや首回りに原液がついて肌を傷めてしまいます。

精油を水に溶かすには、水と油を中和させる「基材」を使って混ぜてから、最後に水と混ぜること。これがアロマの基本中の基本です。

また、精油は、生活のさまざまな所で使えます。肌に触れない形で直接使うのであれば、お湯を注いだカップに精油を1～2滴落として机や枕元におけば、それだけで芳香浴になり、リラックスできます。

アロマの精油を使った芳香浴のコツ

❶精油を水に溶かすには、水と油を中和させる「基材」を使って混ぜてから、最後にそれをバスタブに入れて混ぜる

お風呂で使える基材は、天然塩（バスソルト）、重曹、蜂蜜、アルコールなど。おすすめは、扱いやすく、ミネラルもたっぷりと含んでいる天然塩(バスソルト)。

❷基本は、200リットルのバスタブに、多くても精油は5滴まで。それ以上は使わない。小さめのお風呂や半身浴の場合など、精油は1〜3滴、お湯の量により加減する

❹精油は好みや効能で選ぶ

リラックス効果、巡りを促すなら柑橘系のオレンジスィート、ゆず、グレープフルーツなど。それにハーバル系のラベンダー、カモミールローマン、マジョラム、フローラル系のゼラニウムなどとブレンドするのがおすすめ。不安や緊張をゆるめ、疲れた神経を鎮め、女性特有の症状に対して効果的な働きをしてくれるブレンドになります。

作り方（バスソルトを使った場合）

大さじ1、2杯のソルトをガラス容器に入れ、お好みの香りや効果のある精油を1～5滴垂らし、よく混ぜてからお湯をはったバスタブに入れて溶かす。

精油は揮発性があるので、香りが強すぎると脳に与える刺激が強過ぎて、気分が悪くなります。入れ過ぎに注意しましょう。

PART

5

脳のセルフケア

脳を労り、刺激して活性化させよう!

言葉が出てこない
──物忘れのメカニズムと対策

「ほら、あの人よ、あの人、あ〜名前が出てこない…」

60歳を過ぎると、言葉、特に固有名詞が出てこないことが増えて、物忘れを自覚するようになります。原因のひとつには、脳の前頭葉の機能低下が深く関わっているようです。

情報を入れてから引き出す脳の機能を分類すると、3段階に分かれます。新しい経験や知識をインプットする**記銘力**と、記銘した内容を保持しておく**保持力**、保持した内容を必要に応じてアウトプットする**想起力**。記銘力、保持力には、脳の側頭葉の奥にある**海馬**が関与しています。新しい情報は海馬によって脳に記銘され、同時に情報の選択もされ、必要な情報だけが**側頭葉**に保存されます（保持力）。そして想起力は脳の**前頭葉**の働きによって引き出されます。

前頭葉の役割

認知症の専門医長谷川嘉哉先生の電子書籍『転ばぬ先の杖』では、「旅の行程表」を例にわかりやすく前頭葉の役割を説明しています。

「数年前の旅行の話をしてください」といきなり質問されても、正確に思い出せません。ですが、そのとき「旅の行程表」があったら、「あそこから見た景色が素晴らしかった」「ここで食べた料理がおいしかった」など、次から次へ記憶が言葉になって思い出されます。この行程表の役割が**前頭葉**の働きです。

言葉が出てこないのは旅の記銘力の問題ではなく、旅の行程表＝想起力の問題です。これは30代から徐々に始まっている加齢による自然現象なのです。

一般的には、前頭葉による想起力の低下から始まって、その後、記銘力の低下に移る人が多いようです。言葉が思い出せない程度では認知症ではありません。ただし、記銘力の衰えに気づいた頃に軽度の認知症が心配になりますから、まずは、「思い出す」という前頭葉の活性化が必要になります。

想起力（前頭葉）を活性化させる具体的な対策

❶覚えたいことは書く、メモをする習慣をつける

「ペンで字を書く」という習慣を何らかの形で復活させましょう。

❷「思い出せなかった言葉」ノートを作る

これは先の長谷川先生のおすすめです。これを見返したりすると、自分が覚えられない言葉の傾向もわかり、底上げされ、前頭葉の活性化につながります。

❸デジタルデトックスをして、脳を休ませる

テレビやネット、ゲーム、スマホ使用で疲労気味の脳を休ませ、自然のなかでゆったりする時間をとり副交感神経優位になる時間を作りましょう。

物忘れを改善させる生活習慣のポイントは？

加齢で物忘れが生じるのは、脳血流が減少し、強いストレスがデリケートな海馬にダメージを与えるから。その結果、脳の働きが鈍り、記憶の整理に漏れが生じます。

大事なのは、脳が適切に機能する以下のような生活習慣です。

❶適度な運動の習慣を身につける

全身の血流を良くするウォーキング＋筋肉を強化する下半身の筋トレを。

❷7時間程度の質の良い睡眠をとる

適度な睡眠により脳の疲労はとれ、記憶は整理されます。

❸脳に良いバランスのとれた食事

和食を基本とし、食品添加物を控え、脳に良い食材をプラスして摂る（p138）。

❹自分の好きなこと、楽しめることを週に一度はやる

記憶の3段階

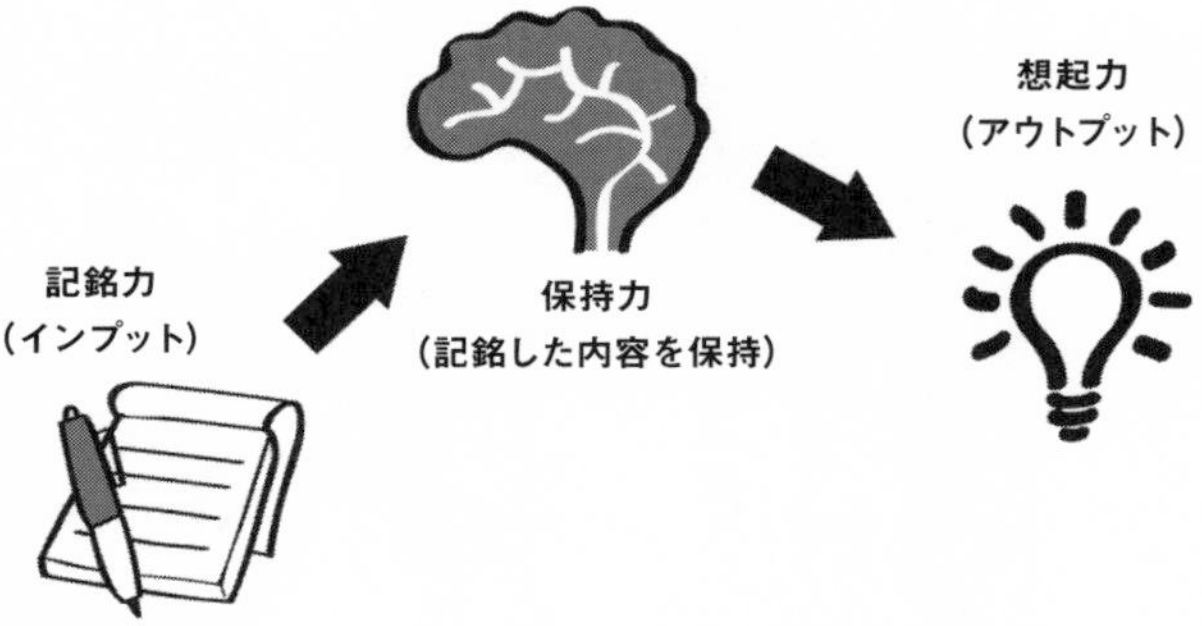

記憶に関する脳のはたらき

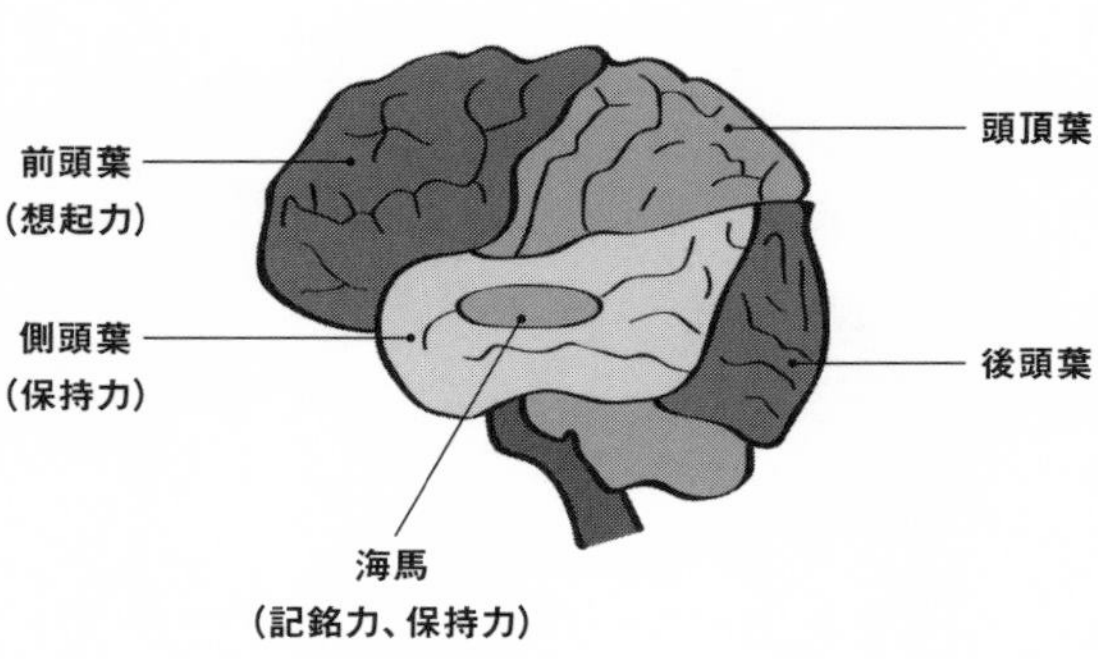

ワーキングメモリを解放する

用事があって部屋に入り「あれ？　何しに来たんだっけ？」。

最近、作業していて、思うように効率よくこなせなくなったと感じるようになりました。

ワーキングメモリという言葉をご存知でしょうか？

作業や動作に必要な情報を一時的に記憶し、処理する能力のことで、作業記憶ともいいます。

作業部屋にたとえてみましょう。

ワーキングメモリは「作業机」、入ってくる情報を「本」とします。

いったん本（入ってきた情報）を作業机に並べて保存します。そして机の上でわかりやすく並べ替え、いらない本は捨てます。机の上の整理した本（情報）

のなかで必要なものは長期記憶するために本棚（側頭葉）に移動させます。

机の大きさは人それぞれです。入ってくる情報をうまくさばける人もいますが、机が小さく、本の数が多すぎるとこぼれ落ちてしまいます。

ワーキングメモリは、何かの作業をするために一時的に留め置きする働きで、これも前頭葉と海馬の連動によって短期記憶が行っています。

たとえば、レシピ通りにお料理を作ることなどは、高い能力を持つ人間ならではの脳の働きですが、同時に処理できる能力は意外と少なく、せいぜい5～7程度。処理能力は加齢によって次第に衰え、50代になる頃には30％も低下するといわれています。

残念なことに、ワーキングメモリはトレーニングなどで鍛えて改善できるものではありません。効率よく解放して、次から次へと新しい情報を処理するスキルが必要になります。

ワーキングメモリの解放術

❶すぐやる…机に上がった処理すべき情報はためずにすぐ処理する
❷メモする…すぐに対応できないものはメモして、優先順位をつける
❸ビジュアル化…覚えるには書く&描くことで、それを映像として焼き付ける

ペンを使っても良し、頭の中でも良し。コツとしては、絵を描くように映像で処理することです。

もし3つの単語「桜、猫、電車」を覚える必要があれば「電車のなかに猫がちょこんと座っていて、窓の外は桜が満開のジブリ映画のような映像」をビジュアルとして覚えれば記憶に留めやすくなります。

また注意したいのは、ストレスの影響。ネガティブな感情によりストレスホルモンが分泌して慢性ストレスになると、ワーキングメモリがストレスに占領されてしまうので気をつけましょう。

脳のケアは口のケアから

脳は、私たちが五感を通して外界の様子を理解したり、考えたり、体を動かしたりする司令塔。全身の神経とつながっていて、記憶や感情、思考はもちろん、全身の動きをコントロールする、とても大切な臓器です。**体性感覚野**と**運動野の地図**（ｐ１３３）で、人の体のそれぞれの部分に対応する脳の割合を2次元的に表現したものがあります。**運動野**と**感覚野**が図になっていて、脳が体のどの部分と密接につながっているかが示されています。

この図からは脳のなかで手を司る部分の割合が非常に大きいことと、手先をまめに使うことで、いかに脳を活性化することができるかが理解できます。

手の次に目立つのは、口周りと舌。とても敏感な器官で主に食事や会話のときに大きく活動するため、脳への刺激がとても大きいことがわかります。これ

ペンフィールドのホムンクルス図

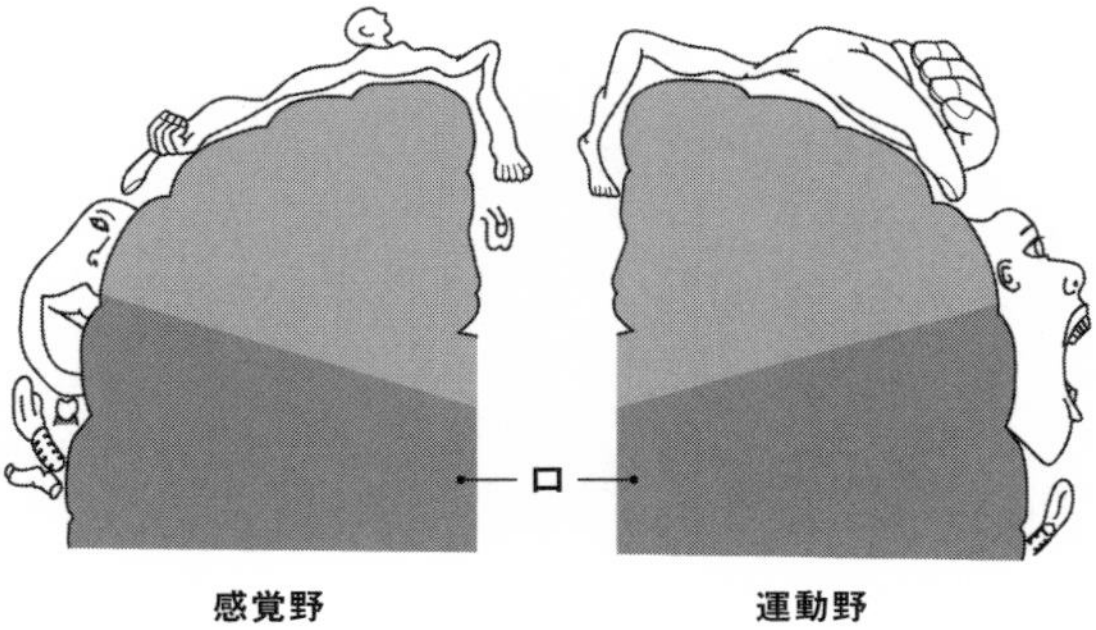

を見ると、口の割合が体全体の約4分の1を占めているので、よく噛むことで脳に刺激が伝わることがよくわかります。

加齢による脳の衰えを予防するうえでは、手作業をまめにすることや足を使うことに加え、口腔機能のケアを続けることが大切です。

歯周病予防

口のなかは最初に食べ物を受け入れる消化器。もともと口のなかの細菌の数は百億個以上あり、口のケアを怠ると歯周病菌が増殖し、その菌が口のなかの毛細血管から全身を巡り、動脈硬化などさまざまな炎症を招きます。同じように脳内にも血液を通して脳血管内の炎症を引き起こします。

日々の歯磨きや、歯肉と歯、歯と歯の間のお掃除を歯ブラシだけでなく、フロスや歯間ブラシを使って丁寧にケアをすること、数か月に1回の歯科受診によるメンテナンスを怠らないことをルーティンにしましょう。

顔ヨガで口の体操

コロナ禍の生活ではマスク着用が日常になりましたが、その弊害は口腔機能の低下です。表情筋の衰えにとどまらず、噛む力や、嚥下機能も弱り、そのまま年を重ねるとオーラルフレイルになってしまいます。

口と口のなかを動かすことが、フレイル予防や脳に血流を促す特効薬になります。

すき間時間に以下のような口の体操やマッサージをすることを習慣にしましょう。

❶口を大きく開けて、あ行「あえいうえおあお」から、わ行まで。「あ」は口を大きく開けて、「い」は口を横に広げて、「う」は口をとがらせて、「え」は口角を上げて、「お」は縦長の口にする。最後は鼻から息を吸って吐く息で「ん～」で吐ききり、ゆるんだ感覚を感じる

❷口を閉じ、口の裏側と歯茎の間を舌先で時計回り、反時計回りで5往復

顔ヨガで口のなかをリフレッシュ

ライオンのポーズ

吐く息で舌を思いきり出す→再び吸って吐く息で舌で上あごの天井を思いきり押す→ゆるめてリラックス

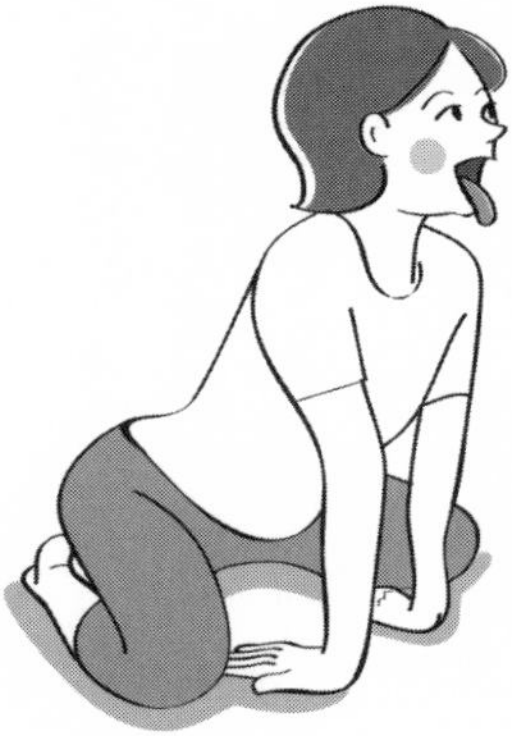

>>>

ひょっとこ口

「う～」口先を意識して5秒→リラックス。3回

>>>

風船フェイス

両頬を思いきり膨らまし、口を閉じて10秒→一気に吐く。3回

>>>

フィッシュマウス

左右の頬を吸い込んで5秒→リラックス。3回

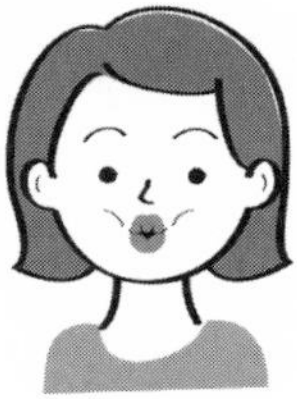

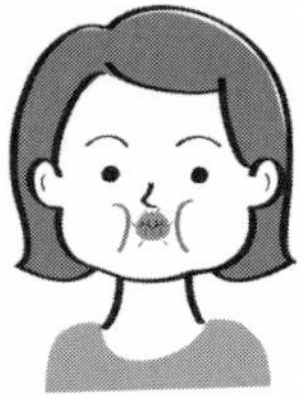

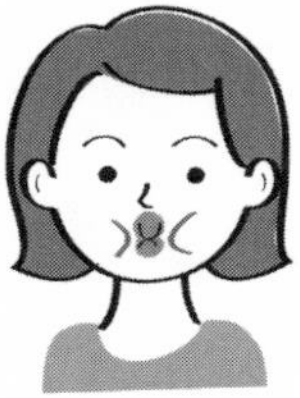

噛む習慣とブレインフード

脳の老化を予防する食について考えると、何を食べるかよりも、どうやって食べるかの方がずっと大事だそう。高齢者は歯が良くないのも関係してか、ついついやわらかいものを好んで食べる傾向があります。健康面を考えると、「噛む」ことの大切さをもっと重要視しましょう。

食物繊維が豊富に含まれる根菜類をよく噛んで食べること、主食に食物繊維が豊富な雑穀米を加えて噛み応えがあるご飯を食べることは、次章の腸活でも推奨していますが、噛む回数を増やすことは、脳の活性化の面でも効果的です。

昭和初期の人々は、１日に１４２０回噛んでいたのに対し、現代人はたった６２０回程度だとか。マウスの実験では、やわらかい食べ物を与え続けると、記憶を司る海馬の神経細胞の新生が減少するという報告もあります。

しっかりと咀嚼する習慣をつけると、唾液の量も増えます。唾液は消化を助け、細菌が体に入るのを防ぎ、よりおいしさを感じさせてくれます。

噛む回数が少ないと感じる人は、ガムを噛んだりすることで、咀嚼の回数不足を補う方法もありますから、努めて噛む習慣をつけましょう。

脳を活性化するブレインフードとは？

ＭＲＩの画像診断が可能になったことで、脳の前頭前野と海馬は、かなりの高齢になっても新しい神経細胞が作られることがわかってきました。

ただし、脳は新しいことや楽しいことに使うことで活性化しますが、使わないと衰えます。

脳の働きを良くする効果が期待される食品を**ブレインフード**といいます。

以下で、脳の活性化や神経細胞の新生に必要な食材を７つに絞り、ご紹介しましょう。

❶オメガ3系脂肪酸DHA、EPAなどを豊富に含む青魚、アマニ油、エゴマ油など…神経細胞を再生したり、保護したりする働きがある。学習力や記憶力の維持に必須の栄養素

❷オリーブオイル、ナッツ類…抗酸化作用があり、脳の酸化を防ぎ、活性化をサポートする

❸ブルーベリー、ブラックベリー、いちごなどのベリー類…抗酸化作用があり、脳の疲労を軽減させる

❹大豆、豆類…大豆に含まれるレシチンは体内でアセチルコリンに変換され、記憶力や認知機能を高める

❺チョコレート（カカオ70％以上含有のもの）…カカオには抗酸化物質のテオブロミンが含まれる。脳をリラックスさせたり、細胞の老化を防ぐ働きがある。認知能力を促進させる効果が期待できるＢＤＮＦ（脳由来神経栄養因子）が増える。カカオの含有量が多いほど苦い。糖質の摂り過ぎに注意

❻**バナナ**…脳を休ませる神経伝達物質セロトニンを生成するのに必要なトリプトファン、ビタミンB6などすべての栄養素が含まれている

❼**貝類**…貝類に豊富に含まれる亜鉛は、たんぱく質の生産や脳細胞の成長を担っている。海馬に多く存在して、記憶の形成や感覚伝達などを調整する働きを担っている

脳の神経細胞の材料になるのは、半分はたんぱく質です。全身の筋肉や臓器はもちろんのこと、脳のためにも良質なたんぱく質を摂ることは大切。

上記以外でも、卵や肉、魚などのたんぱく質が豊富な食材をしっかりと摂りましょう。

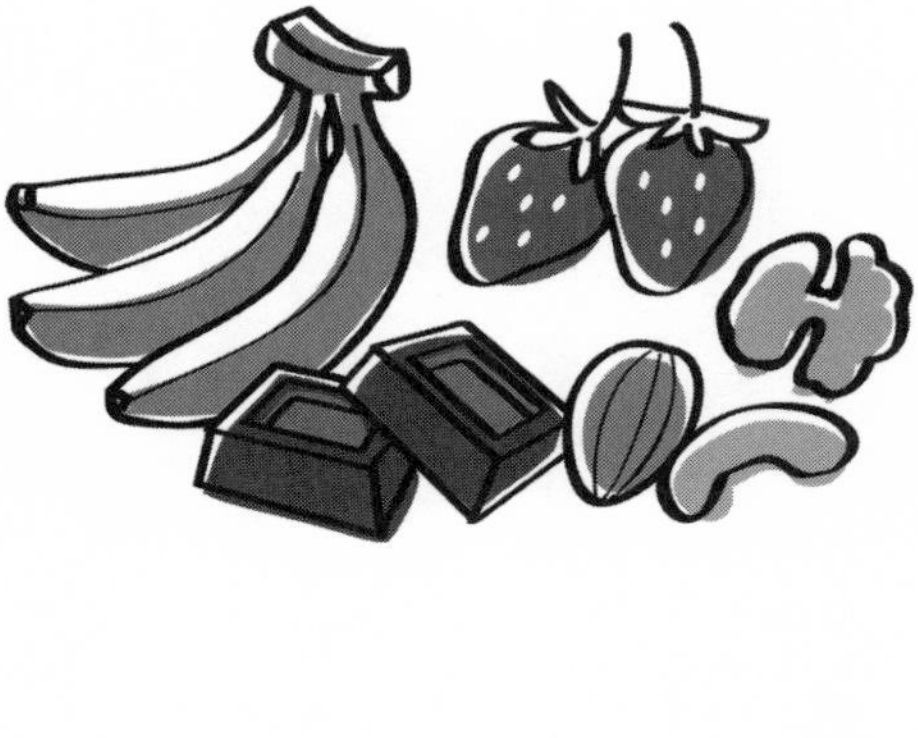

難聴と上手に付き合おう

国の予測では、２０２５年には65歳以上の高齢者の５人に１人は認知症になるといわれているようです。

世界５大医学誌のひとつ『ランセット』では、「12の認知症の原因を対策することで、罹患する確率が４割減る」と言及しました（２０２０年）。

❶教育 ❷難聴 ❸高血圧 ❹肥満 ❺喫煙 ❻うつ病 ❼社会的孤立 ❽運動不足 ❾糖尿病 ❿過度の飲酒 ⓫頭部外傷 ⓬大気汚染

12個の原因を見て、私は一昨年に亡くなった母を思い出し、❷の難聴と❻のうつ病に相関関係があると感じました。

私の母は76歳で夫（私の父）を亡くしてから、喪失感で少しずつ元気がなくなりました。そのうちに耳が遠くなり、補聴器を購入しました。

しかし、思ったような効果が得られません。補聴器は環境音もすべて拾ってしまうため、雑音やハウリング音が耐えられなかったのです。人の話し声など聴きたい音と雑音を自然に聞き分けられるように脳を慣らすには、少しの辛抱が必要だそうです。母はそれに適応できませんでした。

補聴器は慣れる人と慣れない人に分かれます。

新しいことに適応しやすい性格や、その人の意欲にも大きく関係すると感じます。聞こえないと困るという気持ちが強い方は、「聞きたい気持ち」が勝ちます。人と関わりたい、情報を得たいという意欲が勝るからです。

当時の母はうつ的な症状もありましたから、人と関わろうという意欲もなく、つけてもすぐに外して音のない世界にこもっていました。その結果、外部と遮断され、認知の機能も衰えていきました。

『認知症は予防が9割』(マガジンハウス)の著者である森勇磨先生は、加齢で耳が遠くなるのは仕方ないものの、聴力の低下は脳機能の低下につながると警鐘を鳴らします。

現在、日本の難聴者で補聴器をつけている割合は、たったの14％とされています。多くは「困っていないから」が理由だそうですが、難聴が脳に与える影響を考えると、私自身は、耳が遠くなったら即刻補聴器をつけて慣れ親しもうと思います。

最近では「イヤホン難聴」が若年層で増加中だとか。現在聞こえに問題がなくても、最大音量の80％で長時間使った場合、難聴になるリスクが高くなるそうです。難聴予防を考えると、イヤホンは音量を60％程度に留めて聴くことをおすすめします。

アロマで脳をよみがえらせる!

神経科学の研究が画期的に進んだことで、感覚器官と認知症との関連性については、近年さまざまな研究が行われています。

とりわけ、五感のなかでも嗅覚の研究分野では、2004年に嗅覚受容体の存在が証明されてから著しく進んでいます。アロマの香りが大脳の嗅神経（大脳辺縁系から前頭葉へ）を直接刺激するため、認知症の治療と予防に効果があることがわかってきました。

アロマ（エッセンシャルオイル）の芳香成分が私たちの体に吸収されるには、主に3つのルートがあります。

ルート1　鼻から脳へ

香りが脳に伝わる仕組み

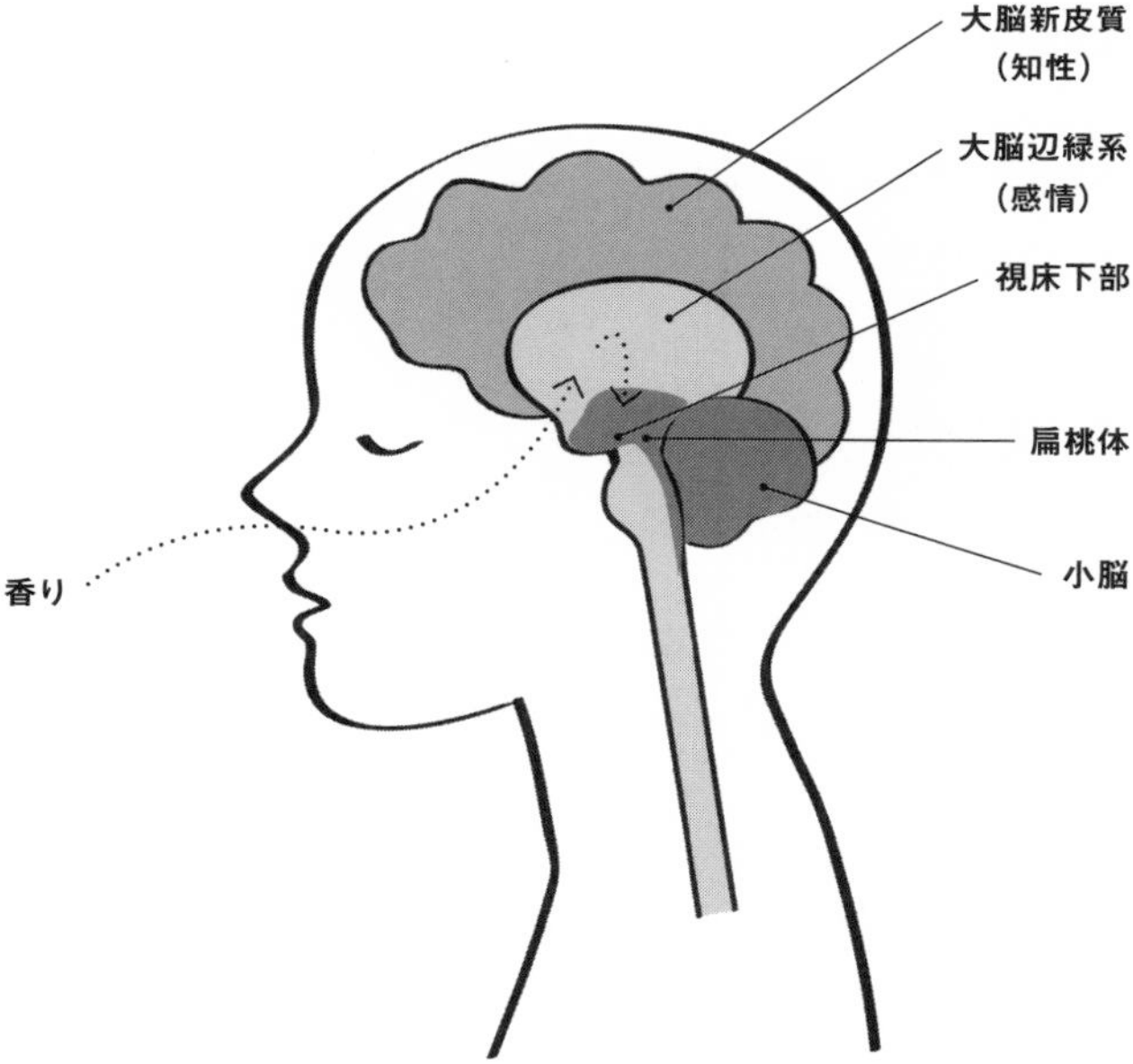

鼻の奥の嗅上皮《きゅうじょうひ》から電気信号を通って脳へ。視床下部から嗅覚野でにおいを認識。扁桃体で快・不快の感情を認識する

ルート2　肺から血液を通って全身へ

ルート3　皮膚から毛細血管を流れる血液を通って全身へ

この3通りのルートから、アロマの有効成分は体内に入り、自律神経や内分泌系に働きかけて心身のバランスを整えてくれます。

なかでもルート1は、鼻からダイレクトに脳内に伝達されるので、アロマセラピーにおいては最も重要なルート。認知症の治療や予防に効くとされるのは、アロマの香りが脳内の扁桃体や海馬などにダイレクトに刺激を与えるからなのです。

香りは脳をよみがえらせる！

アロマの香り成分が鼻の奥に入ると、その情報は2つの方向に分かれ、ひとつは視床下部から嗅覚野で「におい」として認識され、自律神経やホルモンのバランスが整います。もう一方は、扁桃体、海馬のある大脳辺縁系につながります。快・不快の感情などが刺激されたり、懐かしい記憶がよみがえるなど、嗅覚からの経路は、精油の効能が脳内にダイレクトに影響を及ぼすことがわかっています。イライラしたときや、疲れたときに好きな香りを嗅いだら気分がすっきりしてリラックスできるのは、このような生理的なメカニズムが働くからです。

これまでは、脳の神経細胞は再生しないと考えられていましたが、神経科学の発達によって**老いても脳の神経は鍛えられる（脳神経の可塑性）**ということが判明しています。そのカギとなるのが、神経細胞ニューロンを結びつける接合部**シナプス**です。「におい」が脳神経のシナプスに与える刺激が注目されています。

少し難しいので、『〈香り〉はなぜ脳に効くのか』（塩田清二著／NHK出版）から「携帯電話の通信ネットワークの例え」を使って説明しましょう。

「ちょっと前は場所によって電話がつながりにくかったけれど、無線通信装置の基地局が増設されてつながりやすくなった」。これがシナプス接合部の増加です。

「電話が集中するとかかりにくくなるが、回線の容量を増やして解決できた」。これが、シナプスを通過する情報を繰り返すことによる増強です。

老化で脳神経の回路が切れてしまっても、香りの刺激により新しいシナプスを増やし、ネットワークが再生され、脳内回路がよみがえることがわかってきました。

朝と夜に使いたい精油

アロマについては、鳥取大学の研究（２００８年）から、アロマセラピーが認知機能の改善に効果があることがわかっています。

介護老人保健施設と特別養護老人ホームのアルツハイマー病を含む高齢者を

対象に行った2つの調査です。朝はローズマリーカンファーとレモンの精油を、夜は真性ラベンダーとオレンジスイートの精油をアロマディフューザーによる芳香浴で、それぞれ2時間ずつ28日間のアロマ療法を行った結果、認知機能に改善が見られました。

特にアルツハイマー患者に特有の見当識（場所や時間、自分が何者であるかを把握すること）の衰えに対し、アロマがプラスの効果をもたらしたとのこと。香りは直接、海馬のある大脳辺縁系に伝わるため、香りを刺激として与えることで、新しい神経細胞の新生が促進され、自己に対する見当識の改善が見られたと考えられています。

ほかに、スギやレモングラス、柑橘系の香りを使った調査でも認知症の改善効果があることが報告されています。

上記のエビデンスのある精油でなくても、自分の好みのアロマや、お香、花の香り、森林浴なども含め、自分が心地よいと感じる香りは脳に刺激を与えます。

日々の生活にアロマを手軽に用いるには、特別な道具は必要ありません。マグカップなどにお湯を注ぎ、精油を1、2滴たらして近くに置いておく、もしくはティッシュペーパーに精油をしみ込ませ、枕元に置くのが一番簡単なやり方。

ただし、１００円ショップなどで購入できるアロマは化学成分が使われていて精油とは別物です。香りによる心身への作用は期待できません。

天然のアロマ精油を販売する専門の店や雑貨店で、好みの香りを選ぶことをおすすめします。

PART

6

腸活&骨活フード

食べて育てる！　元気な腸と強い骨

腸活で現代病を予防しよう

シニアに必須のセルフケアとして、私がレッスンやブログなどで繰り返し伝えている3活が**足活、骨活、腸活**です。

最近の研究から、腸活は単なる便秘解消や整腸作用にとどまらず、大腸がん等のがん疾患、認知症、うつ病、アレルギー症状、潰瘍性大腸炎、リウマチなど、現代特有の疾患を予防する効果があることがわかっています。腸は健康寿命を延ばす要になる臓器であることは間違いありません。

腸内フローラとは

私たちの腸内には、多種多様な細菌が生息しています。その数は約1000種100兆個。これらの多種多様な細菌がバランスをとりながら腸内の環境を良い状態にしています。腸内に生息している細菌は、菌種ごとの塊となって腸の壁に張り付いています。これを「腸内細菌叢《ちょうないさいきんそう》」といい、顕微鏡で覗くと、それらはまるで品種ごとに並んで咲く「お花畑《Flora》」のように見えることから**腸内フローラ**と呼ばれるようになりました。

腸内フローラを形成している菌は、働きによって3つに分けられます。

私たちの体を守る**善玉菌（有用菌）**、増えすぎると体に悪影響がある**悪玉菌（悪用菌）**、そして状況によって善玉菌の味方をしたり悪玉菌の味方をしたりする**日和見菌**です。

理想のバランスは、善玉菌2・悪玉菌1・日和見菌7。

腸内環境を良好に保つには、日和見菌を善玉菌の味方につけることが大切です。なかでも、老化による影響は大きく、たとえば乳児期に100億個あったビフィズス菌（善玉菌）は、50〜60歳には1億個ほどに減少。なんと100分の1にまで激減するそうです。

高齢になったからこそ健康のためには腸活が必須。

私たちに備わっている免疫力とは、外敵から体を守り、病気を予防し、治そうとする力。体に害を及ぼす病原菌や病原ウイルスからの感染を防ぎ、がん細胞が増殖し、がん組織になるのを防いでくれます。また、自律神経を整え、さらには私たち高齢者の抱えるさまざまな問題（糖尿病、肥満、骨粗しょう症、認知症予防など）にも大きく関わっています。

小腸と大腸から成る腸管には、体内にある免疫細胞の約70％が集まっているからこそ、腸は免疫の拠点といわれています。

腸内環境に特に大きな影響を与えるのは食事。その鍵を握るフードは4つのタイプの食品群です。

次項より、**1発酵食品、2食物繊維、3オリゴ糖、4オメガ3系脂肪酸（DHA、EPA）**を順に紹介していきましょう。

3種の腸内細菌

菌の通称名	代表的な菌	働き	体への影響
善玉菌 （有用菌）	ビフィズス菌 乳酸菌 酪酸産生菌など	ビタミンの合成 消化吸収の補助 感染予防 免疫刺激	健康維持 老化防止
悪玉菌 （有害菌）	ウェルシュ菌 ブドウ球菌 大腸菌（有毒株） など	腸内腐敗 細菌毒素の産生 発がん物質の産生 ガス発生	健康阻害 病気の引き金 老化促進
日和見菌	バクテロイデス 大腸菌（無毒株） 連鎖球菌など		善玉菌と悪玉の どちらか優勢な 菌の味方をして 働く

腸活フード1

──発酵食品で生きた善玉菌を摂取

腸活のための食品摂取のやり方には、大きく分けて2つあります。

ひとつは、生きた善玉菌（プロバイオティクス）を直接体内に摂り入れる方法。2つめは、体の中にすでにある善玉菌を増やすためのエサになる食品（プレバイオティクス）を摂り入れる方法。

プロバイオティクスとは、そのものが生きた善玉菌を持っている発酵食品のこと。ただし、発酵食品は食べても棲みつくことはありません。ある程度の期間腸内で有効に働いて、3日以内に便で排出されてしまいます。腸内に棲みつく腸内細菌の種類は3歳までに決まっているため、毎日続けて摂取する習慣が大切なのです。

保存食として馴染み深い発酵食品

発酵食品とは、微生物の働きにより、有機物が分解されて、味や栄養価が高められた食品のこと。

微生物は、人間にとって有害な**腐敗**と、有益な**発酵**の2つに分けられます。基本的には、肉や魚などがアンモニア臭を出して食べられなくなるのが「腐敗」で、**旨味が増して、体に良い効果が表れるのが発酵食品**と考えていいでしょう。厳密には、境界線は曖昧です。

発酵食品は、日本では保存食として馴染み深い食品が多いのも特徴的。ざっと挙げると、味噌、酢、酒、しょうゆ、塩麹、甘酒、酒粕、魚醤、納豆、鰹節、ぬか漬け、塩辛など。海外から入ってお馴染みになったのは、ヨーグルト、チーズ、キムチ、生ハム、アンチョビ、ビールやワインなどのアルコール飲料、豆板醤など調味料ほか。細かく分類すると100以上もあり、意外なものでは、葛餅やナタデココも発酵食品。発酵を促す微生物には、細菌や酵母、カビがあり、細菌の代表はヨーグルトやキムチを作る**乳酸菌**。ほかには大豆を発酵させる**納豆菌**、食酢を作る**酢酸菌**など。腸内環境を整え、便秘や肌荒れに有効。

乳酸菌とビフィズス菌は違うのか?

乳酸菌

小腸に多く棲んでいる(大腸にも棲息している)。発酵食品として自然界にもある。人や動物の体内に摂り入れると、糖を分解して大量の乳酸を作る。それをたくさんの腸内細菌が食べて、小腸内が酸性になることで悪玉菌の生育は抑えられ、善玉菌が活性化して免疫力を高める。

ビフィズス菌

酸素がある場所では生育できないので、自然界に棲むことができない。

酸素がほとんどない大腸に多く棲息している。人や動物の体内で**乳酸と酢酸**

を作り出すことで、悪玉菌の増殖を抑える。善玉菌を守り、腸粘膜を丈夫にして便通を改善する。加齢とともに減少するため、腸内に定住するビフィズス菌をいかに育てるかが重要になる。

腸内フローラを育てるおすすめ発酵食品

一度に食べ過ぎず、ほどほどを継続して摂取することが大切。

味噌…麹菌の働きで糖やたんぱく質が分解され、酵母菌や乳酸菌が誘発されて発酵が進む

ぬか漬け…乳酸菌と酪酸菌によって発酵。酪酸菌は生きて大腸に届きやすく、腸内で短鎖脂肪酸を産生する

納豆…納豆菌は生きて腸まで届き、腸内フローラを活性化させる

ヨーグルト…乳酸菌の種類はさまざま

ほかには、乳酸菌が豊富な**チーズ**、**キムチ**、**酒粕**、**甘酒**、**塩麹**、**食酢**など。

腸活フード2

――食物繊維で善玉菌を増やす

腸活を実践する上で最も大切なのは善玉菌を増やすことです。体のなかにすでにある善玉菌を増やすためのエサとなるのが**食物繊維**。私たちの体内にある消化酵素では消化することができない栄養素です。

水溶性食物繊維――ヌルヌル・ネバネバ食品

食物繊維には**水溶性**と**不溶性**の2種類がありますが、腸内細菌を増やすエサになりやすいのは、**水溶性食物繊維**です。水溶性食物繊維は水に溶けやすく、溶けるとゼリー状になり、以下のような機能があります。

- **善玉菌の住みやすさを改善…腸内を善玉菌の好きな弱酸性に**
- **善玉菌の栄養補給…自ら善玉菌のエサになる**

・腸壁の強化…免疫力アップにつながる

・腸内の掃除…やさしく便を押し出して、スッキリ快適に

結果、腸内を活性化することで、さまざまな効果をもたらします。

たとえば、小腸や大腸内に張りついて糖質やコレステロールなどの吸収をゆっくりにすることで、食後の血糖値の上昇を抑えます。

コレステロールや胆汁酸を吸着して体外に排出する作用は、高血圧、糖尿病や脂質異常症も予防してくれます。また、低カロリーですから肥満予防、糖尿病・動脈硬化など生活習慣病の予防にも役立ちます。

水溶性食物繊維を多く含む食品は、わかめ、こんぶ、めかぶ、もずくなどのヌルヌルしている海藻や、オクラ、山芋、長芋、里芋、つるむらさき、モロヘイヤ、納豆、なめこといったネバネバする食品。ほかには、切り干し大根やゴボウ、果物、豆類、大麦・オーツ麦など。

不溶性食物繊維

不溶性食物繊維は、水に溶けずに、水分を吸収して便の嵩を増やします。その働きにより腸壁を刺激し、ぜんどう運動と呼ばれる腸の動きを活発にして、便をスムーズに排出させてくれます。また、不溶性食物繊維が腸内の毒素などさまざまな物質を吸収して、便と一緒に体外へ排出する作用もあります。

多く含む食品は、キャベツ、レタス、ほうれん草などの葉物野菜。さつまいもやゴボウなどの根菜。ライ麦や玄米などの穀類。小豆や大豆などの豆類。納豆、こんにゃく、きのこ類、アボカド、大麦は、水溶性と不溶性両方の食物繊維が多く含まれる食品なので、私は日々の献立に多用します。

日本人の食物繊維の摂取量は年々減少し、成人の1日当たりの摂取量は男女ともに約15グラム。健康に必要な目標摂取量は、成人男性で21グラム以上、成人女性で18グラム以上なので、上記の食材を意識して摂るようにしましょう。

腸活レシピ

食物繊維を主役にした体にやさしい腸活レシピ。主菜や副菜に食物繊維がたっぷり入った食材を使うことで、腸内環境が整い、便通も良くなります。

オクラ茶

熱に弱いオクラの食物繊維が一番効率よく摂れるオクラ茶。
クセがなくホッとする味の飲みやすい冷茶です。

● **材料（2〜3人分）**

オクラ…8〜10本、緑茶…約500cc

● **作り方**

1. オクラを洗い、ヘタを切り落とす

2. 容器に、切り落とした方を必ず下にして、常温もしくは冷えたお茶を入れ、ひと晩または6時間以上冷蔵庫に。オクラの水溶性食物繊維成分がお茶に浸出するのを待つ。食前に飲んで、必ず2日間で飲み干す

››› 残ったオクラの使い方

残ったオクラは、普通にお料理に使えます。加熱するより生の方が栄養素は壊れないものの、生では青臭さが気になることも。おすすめは、加熱時間を60秒以内にすること。先に輪切りに切ってから熱湯でゆでると、残り物とは思えないほどの超ネバネバに！これにめかぶや納豆、長芋、なめこなどのヌルネバ食品と混ぜて、薬味とほんのりだし醤油の味付けにすると、立派な副菜に。ほかにも、冷ややっこやそうめんのつゆに入れると良い。小分けにして、冷凍もできます。

オクラ・アボカド・エリンギの肉巻き

水溶性と不溶性食物繊維が豊富な野菜なら何でもOK。棒状にカットして巻くだけの簡単レシピ。長芋やゴボウ、ニンジンもおすすめ。

● **材料（2〜3人分）**

豚の薄切り肉…12枚、
オクラ…4本、
アボカド…1/2個、
エリンギ（中サイズ）…1本
かけダレ
（しょうゆ…大さじ1、
白だし、みりん適宜、
塩・コショウ）
※めんつゆでも可

● **作り方**

1. オクラはヘタの硬い部分は包丁でむいておく。アボカドは半分に切って皮をむき、タテに4等分、エリンギもタテに4等分する

2. **1**に薄切り肉1枚ずつを斜めに巻く

3. **2**の巻き終わり部分を下にして、肉巻きをフライパンに並べ、ときどき転がしながら焼く

4. オクラ、アボカドは半生程度に軽く焼き、エリンギは火が通るまで焼く。軽く塩・コショウして、最後にかけダレを回しかけてからめたら火を止める

>>> オクラはスゴイ！

オクラ100gには、食物繊維が5.0g含まれ、野菜のなかでも上位の含有量。オクラを使った料理は先に食べるといいでしょう。オクラの栄養素をムダなく摂るためには、生で食べるか、栄養素が壊れないように、加熱時間を短くすることがポイント。

ネバネバ丼

水溶性食物繊維が豊富なとっておきレシピ。手巻き寿司のネタのように具を食卓に並べ、どんぶりに自分好みに盛り付けるのが楽しい。

材料（1人分）

ご飯　1膳…150g
ネギトロ…40g
納豆…1/2 パック
オクラ…3本
めかぶ…20 ～ 30g
しらす干し…15g
ツボ漬けたくあん…15g
ガリ、ワサビ…適宜
薬味
（カイワレ大根、小口ねぎ、
大葉の千切り、刻みのり、ゴマなど）
だししょうゆ
（しょうゆ、白だし、みりん少々）

作り方

1. ネギトロの上に小口ネギを散らす

2. 納豆、細かく刻んだオクラ、めかぶは、だししょうゆでほんのり味をつける

3. ご飯をどんぶりに盛り、大葉を敷く

4. **3**の上に、具材を適宜トッピングする

5.4に、好みで薬味を散らし、だししょうゆをかける

※ **4**に、たまごの黄身や半熟たまごをトッピングすると、さらに豪華に

おからのサラダ

大豆イソフラボン、サポニン、レシチン、カリウムなどの栄養豊富なおからは食物繊維もたっぷり。ポテサラより人気のわが家イチオシのレシピ。

● **材料（3～4人分）**

おから…80～100g
きゅうり…1本
玉ねぎ…少々
ツナ缶…小1缶
ドライトマト…小さじ1（みじん切り）
ヨーグルト…大さじ2～3
マヨネーズ…大さじ2～3
オリーブオイル…大さじ2～3
塩・コショウ…適宜

● **作り方**

1. 耐熱容器におからを入れ、電子レンジで90秒加熱し、オリーブオイルを加えて混ぜ合わせ、冷ましておく

2. きゅうりと玉ねぎは薄切りにして、ボウルに入れ、塩もみしておく（ボウルは大きめにして、最終的に混ぜ合わせるのはこのボウル）

3. **2**のきゅうりと玉ねぎのボウル（絞らない）に、**1**のおからとツナ缶、ドライトマト、ヨーグルト、マヨネーズを入れて、混ぜ合わせる

POINT

きゅうりの塩もみから出た水分と、オリーブオイル、ヨーグルトで、おからがしっとり。塩もみの際の塩の入れすぎに注意して、仕上げの段階で塩加減を調整します。調味料の量はお好みで。しっとり具合が足りない場合は、ヨーグルトとオリーブオイルを足しましょう。

腸活フード3

――腸を元気にするオリゴ糖

オリゴ糖は、熱や酸に強いので胃酸や消化酵素で分解されずに腸まで届きやすい性質があり、腸内で善玉菌のエサになって腸内環境を整えてくれます（プレバイオティクス）。

短鎖脂肪酸について

短鎖脂肪酸は、大腸で善玉菌によって作られる弱酸性の有機酸で、酪酸、プロピオン酸、酢酸などがあります。

短鎖脂肪酸を作る代表的な腸内細菌が大腸内の**ビフィズス菌**で、できる過程でエサになって発酵を促すのが**オリゴ糖**や**水溶性食物繊維**。

ちなみに、酪酸も、酪酸菌が水溶性の食物繊維を発酵して作った短鎖脂肪酸で、馴染みのある食品としてはぬか漬けに含まれています。

大腸内の短鎖脂肪酸の役割は多岐にわたります。**悪玉菌の活動を抑制**したり、**ぜん動運動**を促したり、**殺菌・抗炎症作用**とともに**腸管のバリア機能**を高めたりして腸を元気にすると最近注目されています。

しかもオリゴ糖は、ほかの有害な悪玉菌の栄養にはなりにくく、善玉菌だけを増やして大腸内を整えてくれるというありがたい性質も持っています。

オリゴ糖を多く含む食品

大豆、きな粉、バナナ、玉ねぎ、ねぎ、キャベツ、ごぼう、アスパラガス、ニンニク、カリフラワー、ハチミツなど。シロップ状の甘味料も市販されています。おすすめは、いろいろなオリゴ糖を含む食品を摂り入れること。

砂糖に比べて血糖値を急激に上昇させない、カロリーも砂糖の約半分、虫歯菌に利用されないなどのメリットもあります。ただし、摂りすぎるとお腹が張って軟便になり、下痢をすることもありますから注意しましょう。

私自身は、腸活と骨活を意識した朝食を摂っています。

さまざまなバリエーションで飽きないようにしていますが、最も簡単なのは、バナナとプルーンとプレーンヨーグルトにオリゴ糖を少しかけたものです。

また私が腸活を意識するようになってから、日々の献立の中で劇的に増えたのがごぼう。食物繊維とオリゴ糖の両方が豊富な食材で、きんぴらごぼうやサラダのほか、ささがきにして鍋やスープに入れたり、カレーの具材に加えたりしてもおいしいです。

腸活フード4

──オメガ3系脂肪酸で腸内環境を整える

腸内環境を良くするために必要な4大食品の4つ目は、良質な油を摂ること。DHAやEPAなどの**オメガ3系脂肪酸**は体内で作ることができない必須脂肪酸で、食事から摂る必要があるとても大切な栄養素です。

すでに、DHAやEPAが動脈硬化・血栓の予防や血圧を下げるといった生活習慣病、認知機能低下に対しての予防効果があることはご存じだと思います。

これらの**オメガ3系脂肪酸**は、腸の中の炎症を鎮めたり、善玉菌が増えやすい腸内環境に整えたりする働きがあるといわれています。また、細胞をやわらかくする作用があり、腸の潤滑油として働き、便の通りを良くする働きもあるそうです。

多く含まれる食品は、脂肪が多い青魚（サバ、サンマ、ブリ、イワシほか）

や鮭、マグロなど。これらは骨活に必要なビタミンDも豊富。

日常的に摂り入れるには焼き魚や味噌煮などが良いのはもちろんのこと、もっとお手軽なのが缶詰。サラダに加えたり、味噌や酒粕と一緒にスープや煮物、炒め物に加えると4大食品がすべて入った1品に仕上がります。

また、少し高価ですがアマニ油、えごま油（しそ油）、クルミ、アーモンド、チアシードなどにもオメガ3系脂肪酸は多く含まれています。

アマニ油、えごま油は加熱すると酸化してしまうので、火にかけるのは厳禁。サラダやお浸し、ヨーグルトにかけたりして少しずつを生で摂るのがコツです。

わが家では、冷蔵庫にアマニ油かえごま油を必ず常備。冷ややっこやお浸し、和え物、サラダなどの仕上げに小さじ1くらいをかけることが習慣になっています。意識的に摂るように心がけましょう。

主食を見直してみよう！

そもそも腸活がなぜ必要なのか？

加齢による病気や日常動作の衰えなどが気になる世代にとって、いかに免疫力を上げて病原菌やウイルスと闘える力をつけるか、いかに自己治癒力を高めるかが健康寿命を長くするのに重要です。その主たる舵取りをしているのが腸の働きだということが近年の研究でわかってきたからです。

雑穀、発芽玄米のすすめ

先日、腸活研究の第一人者としてテレビでもお馴染みの内藤裕二先生（京都府立医科大学大学院生体免疫栄養学講座）による「ウェルビーイングのための腸活」セミナーを受講しました。

腸活を食習慣として定着させる一番楽なやり方として、内藤先生は主食を見直すことを提案していました。必ず毎日食べる主食に、食物繊維やビタミン・ミネラルが豊富な食材を取り入れれば確実に習慣化できるからです。

ご飯なら雑穀米を入れたり、パンなら全粒粉やライ麦入りの茶色いパンに変えてみる。白米は確かにおいしいけれど、3回に1回の割合でもいいから健康年齢を伸ばすためにとの提案です。

でんぷん質とたんぱく質が主な栄養素である白米に比べ、雑穀は不溶性食物繊維やミネラル類、抗酸化作用があるポリフェノールが豊富です。

主食であるお米に1~2割程度の雑穀米を混ぜることで、ご飯1食分で食物繊維1グラム分が摂取できる計算になります。

また、発芽玄米も白米に比べ、8倍もの食物繊維が含まれています。

加えて、体内の余分なコレステロールや有害物質を排出する働き、ビタミンB群も豊富なため代謝を助ける働きもあります。

黒米のすすめ

ここからはわが家の話です。

7〜8年前たまたま自然食レストランに行ったとき、黒米ご飯をいただきました。発芽玄米や多種類の雑穀米入りご飯に比べると、黒米ご飯は色がお赤飯のように赤くなるだけで白米ご飯の食感と変わりません。

これがきっかけとなって家族全員黒米ご飯が定着しました。白米1合につき小さじ1杯程度の黒米を入れて普通に炊くのがおすすめです。

腸活を始めてからは、私流にブレンドした雑穀ご飯を炊くようになりました。好みもあり、家族で食べる人は限られています。

現在取り入れているものは、胚芽米、発芽玄米、もち麦、黒米を2対1対1対0・2の割合で炊きます（浸水時間は60分必要）。適度な歯ごたえがあり、よく噛んでいただきます。もち麦のプチプチした食感が気に入っています。

目からウロコ！　のオートミール

腸活を始めて、食習慣が大きく変わりました。一番の変化は朝食です。

もうひとつが調理に小麦粉を使わなくなったこと。

変化の主役は**オートミール**。食物繊維が白米の約19倍、玄米の約3倍もあります。

原料はオーツ麦。そのままでは硬くて食べにくいため、砕いたり、蒸したり、ローラーで引き伸ばしたりといった加工をして食べやすくしたものです。

外皮、胚芽、胚乳が含まれているため、食物繊維はもちろんのこと、たんぱく質やビタミン、ミネラルが含まれており、栄養価に大変優れています。

ですが、オートミールっておいしくないイメージありませんか？

ところが試しに使ってみたら、まさに目からウロコ！　の優れた食材だったのです。

オートミールの種類

一般的なものでは**ロールドオーツ**と**クイックオーツ**の2種類。

ご飯の代わりに使うなら、歯ごたえのあるロールドオーツ、リゾットや調理のつなぎに使うならクイックオーツです。

栄養について

オートミール100グラムに含まれる食物繊維の総量は9・4グラム（水溶性食物繊維3・2グラム、不溶性食物繊維6・2グラム）。

原料のオーツ麦には水溶性食物繊維の一種である「βグルカン」が豊富です。消化吸収のスピードをゆるめたり、朝食時に摂取した場合、血糖値の上昇を抑えて、次の食事の糖質の吸収をゆるやかにする**セカンドミール効果**があり、生活習慣病の予防やダイエットにも適しています。

オートミールのお手軽朝食レシピ

栄養面だけでなく、火を使わずに電子レンジで手軽に作れるのもオートミールの魅力。合わせる食材をアレンジし、工夫次第で自分好みの軽食が作れます。

しらすとわかめのロールドオーツおにぎり

レンジでチンするだけで手軽に作れる栄養満点の簡単おにぎり。ご飯やパンがない日のお助けレシピです。

● 材料（1人分）

オートミール（ロールドオーツ）…30g
水…50ml
しらす干し…適量
わかめのふりかけ…適量
海苔…適量

● 作り方

1. オートミールと水を耐熱容器に入れてかき混ぜ、30秒待つ
2. 電子レンジで約1分（600Wの場合）加熱し、しらす、わかめを入れて混ぜる
3. ラップにくるみ、握って形を整え、海苔を巻く

POINT

この要領でお好みの具材を加えて握ると、白米のおにぎりより少し歯ごたえのあるおにぎりができます。味噌や醤油を塗って焼きおにぎりにしてもおいしい。

インスタントスープで簡単リゾット

スープではものたりないときなどにクイックオーツをプラスすると、腹もちのいい軽食になり重宝します。

● **材料（1人分）**

クノールマッシュルームスープ…1袋
オートミール（クイックオーツ）
…大さじ3
牛乳…50ml　お湯…50ml
コショウ…少々

● **作り方**

1. カップにすべての材料を入れ、よくかき混ぜて電子レンジで1分（600Wの場合）加熱。比較的ゆるめのリゾット。もっと固めにするならオートミールを大さじ5～6に

ロールキャベツのつなぎに

ビタミンやミネラル、食物繊維が加わって栄養価がアップ。ふんわり、しっとりとした食感と仕上がりに

● **材料（6個分）**

キャベツの葉…6枚
合いびき肉…300g
玉ねぎ（みじん切り）…1/2個
水…600ml
下味
（溶き卵…1個、オートミール（クィックオーツ）…大さじ2～3、塩・コショウ…小さじ2/3）
調味料
（ローリエ…1枚、料理酒…大さじ1、コンソメ顆粒…小さじ1.5、しょうゆ…小さじ1、塩・コショウ…適宜）

● **作り方**

1. キャベツはお湯で1分ほどゆで、芯の部分は薄くそぎ落とす

2. 玉ねぎは耐熱容器に入れレンジで2分加熱し冷ましておく

3. ボウルに合いびき肉、下味の材料、**2**を入れ、よく混ぜ合わせたら6等分にして丸める

4. **1**で**3**を包んだら巻き終わりをようじで止め、止めた部分を下にして大き目の鍋に並べる

5. **4**に水と調味料を入れて蓋をし、中火でやわらかくなるまで煮込む

これだけは覚えたい！骨活に必要な栄養素

骨活に必要な3つの栄養素は

骨活のために必要な栄養素は、絞ると3つ。骨の元になる**カルシウム**はもちろんのこと、それに加えて**ビタミンD**と**ビタミンK**が必須です。

カルシウム

カルシウムの摂取量を増やす工夫として、小松菜などの緑黄色野菜、ひじきなどの海藻、豆腐などの大豆製品を取り入れることが挙げられます。また、カルシウムの吸収を妨げるリンを摂り過ぎないこと。リンを含むインスタント食品やスナック菓子を控えましょう。

丸ごと食べられる海産物類…干しえび、桜えび、煮干し、しらす干し、ひじき、

ししゃも、めざし、いわしの丸干・油漬、さば・さけの水煮缶

乳製品…チーズ、ヨーグルト、牛乳など

大豆の加工品…厚揚げ、油揚げ、がんもどきなど

意外ですが、かぶや大根の葉、しそ、パセリ、ケール、つまみ菜、小松菜、モロヘイヤなど、葉物野菜にもカルシウムが多い。

ビタミンD

ビタミンDは、体に吸収されにくいカルシウムの吸収を促進する役割と排出を減らす役割を担っていて、「骨のガードマン」ともいわれています。豊富に含まれているのは魚類。特に多く含有しているのは鮭で、一切れで30マイクログラム。ほかにも、干しシイタケ、キクラゲ、まいたけ、エリンギ、しめじ、などのきのこ類にも比較的多く含まれています。

ビタミンK

ビタミンKは、カルシウムが骨に沈着するのを助ける働きがあります。その

ため、ビタミンKが不足していると、せっかく摂ったカルシウムは流れてしまい、骨に定着しません。多く含む食品は、表（p183）の通り緑黄色野菜類と、納豆、わかめなど。

3つの栄養素を手軽に摂る献立としておすすめしたいのは、鮭の中骨水煮缶としらす干し、ひじき、小松菜や油揚げ・納豆類を組み合わせること。

また卵には1個で1・1マイクログラムのビタミンDと、8マイクログラムのビタミンKが含まれています。良質なたんぱく質も多いので筋力アップにもなり、一石三鳥の食材です。

最後に、骨粗しょう症を予防するために控えたい嗜好品について。

アルコールやカフェインにはカルシウムの尿への排出を促す働きがあるので、過剰摂取には要注意です。

副菜の工夫――煮干し、しらす干し、干しえび活用法

わが家では必ずサラダやナムル、酢の物、お浸しといった副菜でビタミンやミネラルを補いますが、その際に、カルシウムも加えて摂る工夫をします。具体的には「モヤシときくらげのナムル」、「春菊とサニーレタス、にんじんのサラダ」、「春菊のサラダ」、「キュウリとカイワレとわかめの酢の物」、「ブロッコリーのナムル」など。すべてにしらす干しか、干しえびをトッピング。

最近の流行りは、丸ごと食べられる「食べる煮干し（小魚）」を砕いたもの。ラップなしで2分くらいチンした煮干しをチャック袋に入れ、すりこ木で叩いて、お好みの形状まで砕きます。ドレッシングに混ぜればサラダに、ごま油とナンプラー、チキン顆粒、塩・コショウと合わせればナムルに。酢の物のトッピングにしたり、だし醤油と一緒に和えてもおいしいです。

カルシウム、ビタミンD、ビタミンKの多いおもな食品

ビタミンKの多い食品		
食品	1回に食べる目安	含有量（単位：μg）
モロヘイヤ	1/4束（60g）	384
納豆	1パック（50g）	300
春菊	50g	230
小松菜	1/4束（95g）	200
かぶ(葉)	50g	180
ほうれん草	1/4束（60g）	162
ブロッコリー	1/4束（60g）	96
にら	1/4束（30g）	54
干しわかめ	5g	33

ビタミンDの多い食品		
食品	1回に食べる目安	含有量（単位：μg）
アンコウのキモ	30g	36.7
鮭	1切れ（80g）	25.6
イクラ	50g	22
マグロ(トロ)	100g	18
イワシ丸干し	1尾（30g）	15
カレイ	小1尾（100g）	13
サンマ	1尾（100g）	14.9
しらす干し(半乾燥)	大さじ2（10g）	6.1
きくらげ(乾燥)	2枚（2g）	1.7

カルシウムの多い食品		
食品	1回に食べる目安	含有量（単位:mg）
干しえび	10g	710
生揚げ	1枚（120g）	288
スキムミルク	大さじ2.5杯（20g）	220
牛乳	1杯（200g）	220
ししゃも	3尾（60g）	198
小松菜	1/4束（95g）	162
プロセスチーズ	1切れ（25g）	158
木綿豆腐	半丁（150g）	129
しじみ	中10個（50g）	120
ヨーグルト	1カップ（100g）	120
ひじき（乾燥）	10g	100

COLUMN

2

「長寿ビタミン」「万能ビタミン」とも呼ばれるビタミンD

ビタミンDは、十数年前まで骨に対する健康効果が注目されてきましたが、近年の研究により、腸内の善玉菌である酪酸菌を増やすことで「長寿ビタミン」ともいわれています。

動脈硬化やがん、糖尿病予防、免疫の安定、筋力のアップ、アレルギー予防、認知症やうつ病の予防にいたるまで、さまざまな現代病に効果がある栄養素であることがわかってきました。

ところが、日本人のほとんどの人が足りないことが、最新の調査でわかっています。2020年の国の調査では1日の摂取量が50代女性で5.4μg、60代女性で7.1μg。厚労省の必要最低な摂取基準量が8.5μgで示されていますが、病気の予防には25μgは必要と提唱する医師もいます。

別名「長寿ビタミン」とか「万能ビタミン」ともいわれ、「必要なサプリを一つ勧めるなら？」との問いに、ビタミンDを挙げる研究者や医師が急増中。

食事や日光浴で摂るのが難しい方には、サプリメントで摂る方法もあるので検討してみてはいかがでしょうか。

ただし、摂り過ぎは高カルシウム血症のリスクが高くなることも。サプリを利用する場合は摂り過ぎには注意しましょう（125μgが上限）。※1μg＝1/1000mg

骨活レシピ

骨活に必須の栄養素（カルシウム、ビタミンD、ビタミンK）が豊富な食材とタンパク質が多い食材をいくつか組み合わせるのがコツです。

小松菜とまいたけと厚揚げの煮びたし

小松菜の代わりに、かぶ（かぶの葉も含む）や春菊、水菜、せり、つまみ菜で、厚揚げの代わりに油揚げでもおいしいです。

● 材料（2人分）

小松菜…1束
厚揚げ…1枚
まいたけ…1/2パック
かつおぶし…5g
干しさくらえび（またはしらす干し）
…ひとつまみ
調味料
（水…80～100ml、
しょうゆ…大さじ1、酒…大さじ1、
砂糖…小さじ1、白だし…小さじ1、
すりおろししょうが…小さじ1/2）
サラダ油…適宜

● 作り方

1. 厚揚げは半分に切って、1cmの薄切りに

2. 小松菜はざく切り、まいたけは食べやすい大きさに手で裂く

3. サラダ油で小松菜とまいたけ、厚揚げを軽く炒め、調味料を入れて、中火で3分ほど煮る

4. **1**を汁ごと器に盛りつけ、最後にかつおぶしと干しさくらえびをトッピングする

ひじきと油揚げの梅干し煮

義母から受け継いだわが家に欠かせない常備菜。
醤油は梅干しの塩味の具合で、適宜調整します。

● **材料（2人分）**

水で戻したひじき、もしくは
　生ひじき…150 ～ 200g
油揚げ…1枚
にんじん…適宜
梅干し…2 ～ 3個
調味料
　（水…80ml、かつおだし
　または昆布だし…少々、
　酒…大さじ1、
　しょうゆ…小さじ1～ 2）
サラダ油…小さじ1

● **作り方**

1. ひじきはさっと水洗いしてざるに上げ、油揚げ、にんじんは千切りにしておく

2. 鍋で**1**をサラダ油でさっと炒め、調味料を加え、梅干しを手で少しずつちぎりながら種ごと入れ、中火で5 ～ 10分煮る

※少し甘めが好みの場合は、適宜みりんや砂糖を加えても。しらたきや糸こんにゃくを加えても良い

さば大根

手間のかかる料理も、電子レンジや缶詰を使えば、意外と時短で作れます。
大根にさばの旨味が沁み込んでてやわらかくなれば食べごろです。

● **材料（3 ～ 4人分）**

大根…1/3本
さば水煮缶…1缶　しめじ…50g
しょうがの薄切り…1かけ
煮汁
　（しょうゆ…大さじ1、酒・みりん…各大さじ1、砂糖…小さじ1、水…1と1/2カップ、だししょうゆ…少々）
ごま油…大さじ1

● **作り方**

1. 大根は乱切りにして、レンジで3 ～ 4分（600Wの場合）加熱しておく

2. フライパンにごま油を熱し、大根を少し焼き色がつくまでころがしながら焼き、煮汁の材料をと、しょうがとさば缶を汁ごと入れ、ときどき混ぜながら、大根に火が通るまで煮る

鮭ときのこのホイル焼き

ビタミンDが魚では断トツな、鮭のお手軽レシピ。餃子を包むような感覚で折りたたんで密封できれば、ホイルの包み方は自分流で OK。

材料（1人分）

生鮭の切り身
玉ねぎスライス…20 ～ 30g
きのこ数種類合わせて 40 ～ 50g
調味料
（酒、しょうゆ…各小さじ 2、
バター…5g、塩・コショウ…少々）

作り方

1. 鮭は軽く塩・コショウをふりかけ、玉ねぎは薄くスライス、きのこ類は食べやすい大きさに裂いておく
2. ホイルを正方形に切り、玉ねぎ、鮭、きのこの順にホイルの対角線上に置き、両サイドを折り曲げるように閉じる
3. バターを上に乗せ、酒としょうゆを全体に振りかけてから、上の部分を何回か巻き込むように折り曲げて、全体を閉じる（お好みでにんにくのスライス数枚を乗せてもおいしい）
4. 魚焼きコンロで 8 ～ 10分焼く

あとがき

セルフケアのためのヨガ指導を始めて、かれこれ10年。

何ごとも自分の頭と体と手を使うことをモットーに、ホームページを作り、不定期ながらも生徒さんに向けてブログを綴ってきました。

ありがたいことに、拙いブログを参考にしてくださる方もいますが、デジタル機器を利用する習慣がない方もおられます。やはり、シニア世代に伝えていくには印刷物にした方がいいかな。だったら本にできないか？

そうだ、私はかつて本を作っていたのだ。ということで昔、月刊誌でお世話になった編集者の藤岡比左志氏に相談。そうしたら、素晴らしいことにあれよあれよという間に出版を決めてくださいました。

しかし、タイミングが悪いことに「コロナ感染からの腰椎の損傷」というアクシデント発生。心と体の痛みからの私自身のレジリエンス（心の回復力）が試される展開に…。思いつくまま書き綴ったブログをコンパクトにまとめる作業は予想外に大変でしたが、動けないというピンチをチャンスにとらえ、腹をくくり書く作業に集中できました。

本当にたくさんの方々のお陰で本書は成り立っていると感じています。

まずはヨガを始めて15年以上、数えきれないほどの各ジャンルのプロの先生方、生徒さんから多くを学び、それをシニアに役立つ知恵に還元させていただきました。お世話になったたくさんの皆さまに感謝しております。

そして、企画を形にしてくださったWAVE出版の藤岡氏、ヤマモトカウンシルの山本貴政氏、中嶋愛氏に心より感謝申し上げます。担当の中嶋氏の見事な編集手さばきがなければ、一冊にまとまりませんでした。他にもイラスト、デザイン、校正、印刷ほか、本書に関わってくださったすべての方々、読んでくださったすべての皆さまに深謝いたします。

三浦真津美

WEB

『1日 1万歩で健康になるはウソだった』 東洋経済オンライン
／東京都健康医療センター研究所運動科学研究室
https://toyokeizai.net/articles/-/100087?display=b

『健康長寿に効果的なウォーキング』 健康長寿ネット
／公益財団法人健康長寿科学振興財団
https://www.tyojyu.or.jp/net/kenkou-tyoju/rouka-yobou/haya-aruki.html

公益社団法人アロマ環境協会HP
https://www.aromakankyo.or.jp/

公益財団法人骨粗鬆症財団 HP
https://www.jpof.or.jp/

『ココナッツオイルプリングとは？』（株）ココウェル HPココナッツコラム
https://www.cocowell.co.jp/blog/2020/03/19/1018/

『食物繊維の必要性と健康、腸内細菌と健康』 e-ヘルスネット／厚生労働省
https://www.e-healthnet.mhlw.go.jp/information/food/e-05-001.html

『腸内細菌叢とは』 健康長寿ネット
https://www.tyojyu.or.jp/net/kenkou-tyoju/kenko-cho/chonai-saikin.html

『日本女性20代から 40代 40000人に聴く、UI 実態大規模調査』 P&Gプレスリリース
https://kyodonewsprwire.jp/release/201910162218

『日本笑いヨガ協会』 HP
https://www.waraiyoga.org/

『認知症とアロマセラピー』／鳥取大学発ベンチャー（株）ハイパーブレインHP
http://www.hyperbrainlabo.com/

『認知症のアロマ療法』 健康長寿ネット／公益財団法人健康長寿科学振興財団 HP
https://www.tyojyu.or.jp/net/byouki/ninchishou/ninti-aroma.html

東大阪病院 HP『骨粗鬆症について』
https://www.yurin.or.jp/departments2/osteoporosis1

『物忘れと深く関わっているワーキングメモリとは？』 クロワッサンオンライン
https://news.line.me/detail/oa-croissant/fm136lf5w1p7

zoomセミナー

『ウェルビーイングのための腸活』 セミナー
（内藤裕二・京都府立医科大学大学院生体免疫栄養学講座）

参考文献・参考資料

『足裏を鍛えれば死ぬまで歩ける』松本タカシ著／池田書店

『新しい腸の教科書』江田証著／池田書店

『インド政府 AYUSH省　コロナウィルス危急時のセルフケア
アーユルヴェーダによる免疫力増進』

『〈香り〉はなぜ脳に効くのか―アロマセラピーと先端医療』塩田清二著
／NHK出版

『我慢しないで！ 女性の頻尿・尿失禁』高橋悟著／日刊スポーツコラム

『転ばぬ先の杖・認知症予防特選集』長谷川嘉哉著／電子書籍

『シニアの骨粗しょう症・圧迫骨折を防ぐ！ 別冊 NHK きょうの健康』NHK出版

『女性のこころと悩み（こころの科学 141号）』加茂登志子編／日本評論社

『自力で免疫力を上げる腸の教科書』藤田鉱一郎著／宝島社

『自律神経のコントロール法』小林弘幸著／日刊スポーツコラム

『新・子どもの虐待』森田ゆり著／岩波書店

『腸活オートミールレシピ』おなつ著、工藤あき監修／池田書店

『腸活メソッド』ウンログ監修／主婦の友社

『なぜこれは健康にいいのか？』小林弘幸著（順天堂大学医学部教授）
／サンマーク出版

『認知機能を落とさない生き方』鎌田實著／日刊スポーツコラム

『認知症にならないための決定的予防法』ヴィンセント・フォーテネイス著、
東郷えりか訳／河出書房新社

『認知症は予防が9割』森勇磨著／マガジンハウス新書

『ピンピンコロリ健康法』鎌田實著／日刊スポーツコラム

『婦人画報』2022年 11月号、「あなたの腸活、総点検！」ハースト婦人画報社

『よくわかるヨーガ療法』R. ナガラートナ、H.Rナゲンドラ、ロビン・モンロー共著、
木村慧心監修、橋本光訳／産調出版

『老化は腸で止められた』光岡知足著／青春出版社

三浦真津美（みうら・まつみ）

エムズ・セルフケア主宰
出版社勤務を経てフリーランスのライターに。子育てを機に子どもの人権擁護、虐待予防の活動にも取り組む。ヨガやその他のボディワークにより更年期の危機を乗り越えた経験から、シニア対象にヨガ指導を始める。現在は目黒区や大田区の施設、オンラインにて、さまざまなヨガやボディワークを提供している。ヨガインストラクター、ヨーガ療法士資格はじめ、陰ヨガ、ヨガ・ニードラ、リストラティブヨガ、背骨メンテナンスヨガ、Gボール、ストレッチーズ®、シニアピラティスの指導資格を取得。アロマ検定1級、ブレンドデザイナー。日本ヨーガ療法学会、日本アロマ環境協会会員。
https://www.selfcare50.com/

イラストレーション　ごんこ
デザイン　五味朋代（フレーズ）
DTP　天龍社
校正　小倉優子
編集　中嶋愛（ヤマモトカウンシル）

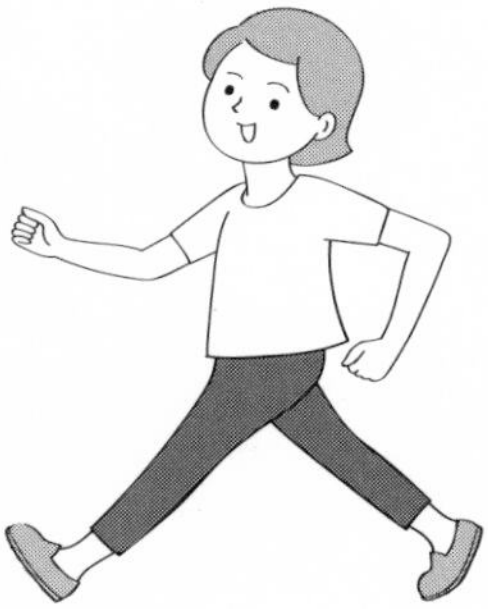

80代まで快適に生きるための体と心のセルフケア入門
シニアライフを元気で楽しく過ごすヒント

2023年10月23日　第1版第1刷発行

著者　三浦真津美
発行所　WAVE出版
102-0074　東京都千代田区九段南3-9-12
TEL　03-3261-3713　FAX 03-3261-3823
振替　00100-7-366376
E-mail　info@wave-publishers.co.jp
http://www.wave-publishers.co.jp

印刷・製本　モリモト印刷

NDC590 19cm
ISBN　978-4-86621-467-2